U0335227

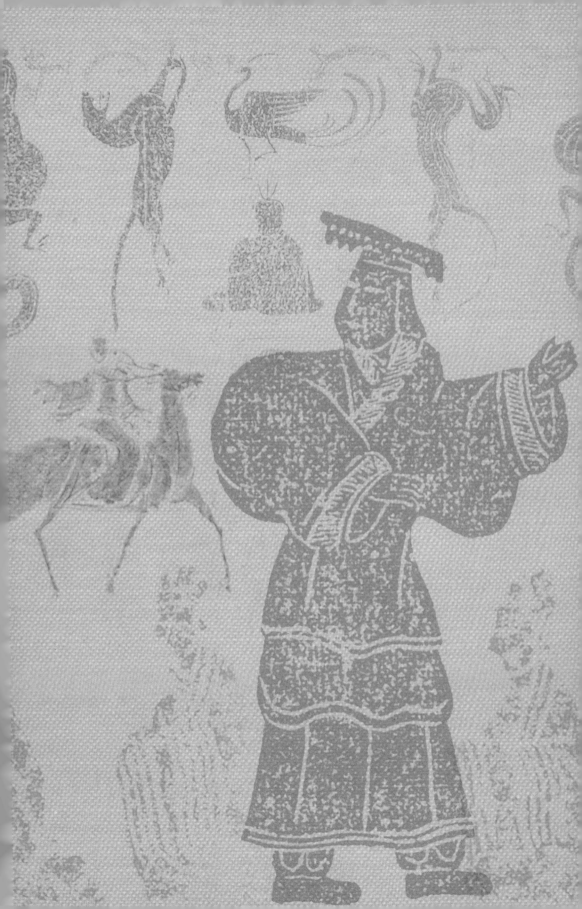

中国古医籍整理丛书

太医局诸科程文格

宋·何大任　辑

邢玉瑞　孙雨来　校注

中国中医药出版社

·北　京·

图书在版编目（CIP）数据

太医局诸科程文格/（宋）何大任辑；邢玉瑞，孙雨来校注.
—北京：中国中医药出版社，2015.1（2021.1重印）
（中国古医籍整理丛书）
ISBN 978 – 7 – 5132 – 2126 – 9

Ⅰ.①太…　Ⅱ.①何…②邢…③孙…　Ⅲ.①中国医药学 – 医
学史 – 史料 – 宋代②中国医药学 – 试题　Ⅳ.①R2 – 44

中国版本图书馆CIP数据核字（2014）第274300号

中 国 中 医 药 出 版 社 出 版
北京经济技术开发区科创十三街31号院二区8号楼
邮政编码　100176
传真　010 64405721
廊坊市祥丰印刷有限公司印刷
各地新华书店经销

*

开本710×1000　1/16　印张12.25　字数122千字
2015年1月第1版　2021年1月第2次印刷
书　号　ISBN 978 – 7 – 5132 – 2126 – 9

*

定价　36.00元
网址　www.cptcm.com

国家中医药管理局
中医药古籍保护与利用能力建设项目
组织工作委员会

主 任 委 员 王国强

副 主 任 委 员 王志勇　李大宁

执行主任委员 曹洪欣　苏钢强　王国辰　欧阳兵

执行副主任委员 李　昱　武　东　李秀明　张成博

委 员

各省市项目组分管领导和主要专家

　　（山东省）武继彪　欧阳兵　张成博　贾青顺

　　（江苏省）吴勉华　周仲瑛　段金廒　胡　烈

　　（上海市）张怀琼　季　光　严世芸　段逸山

　　（福建省）阮诗玮　陈立典　李灿东　纪立金

　　（浙江省）徐伟伟　范永升　柴可群　盛增秀

　　（陕西省）黄立勋　呼　燕　魏少阳　苏荣彪

　　（河南省）夏祖昌　刘文第　韩新峰　许敬生

　　（辽宁省）杨关林　康廷国　石　岩　李德新

　　（四川省）杨殿兴　梁繁荣　余曙光　张　毅

各项目组负责人

　　王振国（山东省）　王旭东（江苏省）　张如青（上海市）

　　李灿东（福建省）　陈勇毅（浙江省）　焦振廉（陕西省）

　　蔡永敏（河南省）　鞠宝兆（辽宁省）　和中浚（四川省）

前 言

中医药古籍是传承中华优秀文化的重要载体，也是中医学传承数千年的知识宝库，凝聚着中华民族特有的精神价值、思维方法、生命理论和医疗经验，不仅对于传承中医学术具有重要的历史价值，更是现代中医药科技创新和学术进步的源头和根基。保护和利用好中医药古籍，是弘扬中国优秀传统文化、传承中医学术的必由之路，事关中医药事业发展全局。

1949 年以来，在政府的大力支持和推动下，开展了系统的中医药古籍整理研究。1958 年，国务院科学规划委员会古籍整理出版规划小组在北京成立，负责指导全国的古籍整理出版工作。1982 年，国务院古籍整理出版规划小组召开全国古籍整理出版规划会议，制定了《古籍整理出版规划（1982—1990）》，卫生部先后下达了两批 200 余种中医古籍整理任务，掀起了中医古籍整理研究的新高潮，对中医文化与学术的弘扬、传承和发展，发挥了极其重要的作用，产生了不可估量的深远影响。

2007 年《国务院办公厅关于进一步加强古籍保护工作的意见》明确提出进一步加强古籍整理、出版和研究利用，以及

"保护为主、抢救第一、合理利用、加强管理"的方针。2009年《国务院关于扶持和促进中医药事业发展的若干意见》指出，要"开展中医药古籍普查登记，建立综合信息数据库和珍贵古籍名录，加强整理、出版、研究和利用"。《中医药创新发展规划纲要（2006—2020）》强调继承与创新并重，推动中医药传承与创新发展。

2003~2010年，国家财政多次立项支持中国中医科学院开展针对性中医药古籍抢救保护工作，在中国中医科学院图书馆设立全国唯一的行业古籍保护中心，影印抢救濒危珍本、孤本中医古籍1640余种；整理发布《中国中医古籍总目》；遴选351种孤本收入《中医古籍孤本大全》影印出版；开展了海外中医古籍目录调研和孤本回归工作，收集了11个国家和2个地区137个图书馆的240余种书目，基本摸清流失海外的中医古籍现状，确定国内失传的中医药古籍共有220种，复制出版海外所藏中医药古籍133种。2010年，国家财政部、国家中医药管理局设立"中医药古籍保护与利用能力建设项目"，资助整理400余种中医药古籍，并着眼于加强中医药古籍保护和研究机构建设，培养中医古籍整理研究的后备人才，全面提高中医药古籍保护与利用能力。

在此，国家中医药管理局成立了中医药古籍保护和利用专家组和项目办公室，专家组负责项目指导、咨询、质量把关，项目办公室负责实施过程的统筹协调。专家组成员对古籍整理研究具有丰富的经验，有的专家从事古籍整理研究长达70余年，深知中医药古籍整理研究的重要性、艰巨性与复杂性，履行职责认真务实。专家组从书目确定、版本选择、点校、注释等各方面，为项目实施提供了强有力的专业指导。老一辈专家的学术水平和智慧，是项目成功的重要保证。项目承担单位山东中医药大学、南京中医药大学、上海中医药大学、福建中医药大学、浙江省中医药研究院、陕西省中医药研究院、河南省中医药研究院、辽宁中医药大学、成都中医药大学及所在省市中医药管理部门精心组织，充分发挥区域间互补协作的优势，并得到承担项目出版工作的中国中医药出版社大力配合，全面推进中医药古籍保护与利用网络体系的构建和人才队伍建设，使一批有志于中医学术传承与古籍整理工作的人才凝聚在一起，研究队伍日益壮大，研究水平不断提高。

本着"抢救、保护、发掘、利用"的理念，该项目重点选择近 60 年未曾出版的重要古医籍，综合考虑所选古籍的保护价值、学术价值和实用价值。400 余种中医药古籍涵盖了医经、基础理论、诊法、伤寒金匮、温病、本草、方书、内科、外科、女科、儿科、伤科、眼科、咽喉口齿、针灸推拿、养生、医案医话医论、医史、临证综合等门类，跨越唐、宋、金元、明以迄清末。全部古籍均按照项目办公室组织完成的行业标准《中医古籍整理规范》及《中医药古籍整理细则》进行整理校注，绝大多数中医药古籍是第一次校注出版，一批孤本、稿本、抄本更是首次整理面世。对一些重要学术问题的研究成果，则集中收录于各书的"校注说明"或"校注后记"中。

"既出书又出人"是本项目追求的目标。近年来，中医药古籍整理工作形势严峻，老一辈逐渐退出，新一代普遍存在整理研究古籍的经验不足、专业思想不坚定等问题，使中医古籍整理面临人才流失严重、青黄不接的局面。通过本项目实施，搭建平台，完善机制，培养队伍，提升能力，经过近 5 年的建设，锻炼了一批优秀人才，老中青三代齐聚一堂，有效地稳定了研究队伍，为中医药古籍整理工作的开展和中医文化与学术的传承提供必备的知识和人才储备。

本项目的实施与《中国古医籍整理丛书》的出版，对于加强中医药古籍文献研究队伍建设、建立古籍研究平台，提高古籍整理水平均具有积极的推动作用，对弘扬我国优秀传统文化，推进中医药继承创新，进一步发挥中医药服务民众的养生保健与防病治病作用将产生深远影响。

第九届、第十届全国人大常委会副委员长许嘉璐先生，国家卫生计生委副主任、国家中医药管理局局长、中华中医药学会会长王国强先生，我国著名医史文献专家、中国中医科学院马继兴先生在百忙之中为丛书作序，我们深表敬意和感谢。

由于参与校注整理工作的人员较多，水平不一，诸多方面尚未臻完善，希望专家、读者不吝赐教。

国家中医药管理局中医药古籍保护与利用能力建设项目办公室

二〇一四年十二月

许 序

　　"中医"之名立，迄今不逾百年，所以冠以"中"字者，以别于"洋"与"西"也。慎思之，明辨之，斯名之出，无奈耳，或亦时人不甘泯没而特标其犹在之举也。

　　前此，祖传医术（今世方称为"学"）绵延数千载，救民无数；华夏屡遭时疫，皆仰之以度困厄。中华民族之未如印第安遭染殖民者所携疾病而族灭者，中医之功也。

　　医兴则国兴，国强则医强。百年运衰，岂但国土肢解，五千年文明亦不得全，非遭泯灭，即蒙冤扭曲。西方医学以其捷便速效，始则为传教之利器，继则以"科学"之冕畅行于中华。中医虽为内外所夹击，斥之为蒙昧，为伪医，然四亿同胞衣食不保，得获西医之益者甚寡，中医犹为人民之所赖。虽然，中国医学日益陵替，乃不可免，势使之然也。呜呼！覆巢之下安有完卵？

　　嗣后，国家新生，中医旋即得以重振，与西医并举，探寻结合之路。今也，中华诸多文化，自民俗、礼仪、工艺、戏曲、历史、文学，以至伦理、信仰，皆渐复起，中国医学之兴乃属必然。

迄今中医犹为国家医疗系统之辅，城市尤甚。何哉？盖一则西医赖声、光、电技术而于20世纪发展极速，中医则难见其进。二则国人惊羡西医之"立竿见影"，遂以为其事事胜于中医。然西医已自觉将入绝境：其若干医法正负效应相若，甚或负远逾于正；研究医理者，渐知人乃一整体，心、身非如中世纪所认定为二对立物，且人体亦非宇宙之中心，仅为其一小单位，与宇宙万象万物息息相关。认识至此，其已向中国医学之理念"靠拢"矣，虽彼未必知中国医学何如也。唯其不知中国医理何如，纯由其实践而有所悟，益以证中国之认识人体不为伪，亦不为玄虚。然国人知此趋向者，几人？

国医欲再现宋明清高峰，成国中主流医学，则一须继承，一须创新。继承则必深研原典，激清汰浊，复吸纳西医及我藏、蒙、维、回、苗、彝诸民族医术之精华；创新之道，在于今之科技，既用其器，亦参照其道，反思己之医理，审问之，笃行之，深化之，普及之，于普及中认知人体及环境古今之异，以建成当代国医理论。欲达于斯境，或需百年欤？予恐西医既已醒悟，若加力吸收中医精粹，促中医西医深度结合，形成21世纪之新医学，届时"制高点"将在何方？国人于此转折之机，能不忧虑而奋力乎？

予所谓深研之原典，非指一二习见之书、千古权威之作；就医界整体言之，所传所承自应为医籍之全部。盖后世名医所著，乃其秉诸前人所述，总结终生行医用药经验所得，自当已成今世、后世之要籍。

盛世修典，信然。盖典籍得修，方可言传言承。虽前此50余载已启医籍整理、出版之役，惜旋即中辍。阅20载再兴整理、出版之潮，世所罕见之要籍千余部陆续问世，洋洋大观。

今复有"中医药古籍保护与利用能力建设"之工程，集九省市专家，历经五载，董理出版自唐迄清医籍，都400余种，凡中医之基础医理、伤寒、温病及各科诊治、医案医话、推拿本草，俱涵盖之。

噫！璐既知此，能不胜其悦乎？汇集刻印医籍，自古有之，然孰与今世之盛且精也！自今而后，中国医家及患者，得览斯典，当于前人益敬而畏之矣。中华民族之屡经灾难而益蕃，乃至未来之永续，端赖之也，自今以往岂可不后出转精乎？典籍既蜂出矣，余则有望于来者。

谨序。

第九届、十届全国人大常委会副委员长

许嘉璐

二〇一四年冬

王 序

中医学是中华民族在长期生产生活实践中，在与疾病作斗争中逐步形成并不断丰富发展的医学科学，是中国古代科学的瑰宝，为中华民族的繁衍昌盛作出了巨大贡献，对世界文明进步产生了积极影响。时至今日，中医学作为我国医学的特色和重要医药卫生资源，与西医学相互补充、相互促进、协调发展，共同担负着维护和促进人民健康的任务，已成为我国医药卫生事业的重要特征和显著优势。

中医药古籍在存世的中华古籍中占有相当重要的比重，不仅是中医学术传承数千年最为重要的知识载体，也是中医为中华民族繁衍昌盛发挥重要作用的历史见证。中医药典籍不仅承载着中医的学术经验，而且蕴含着中华民族优秀的思想文化，凝聚着中华民族的聪明智慧，是祖先留给我们的宝贵物质财富和精神财富。加强对中医药古籍的保护与利用，既是中医学发展的需要，也是传承中华文化的迫切要求，更是历史赋予我们的责任。

2010 年，国家中医药管理局启动了中医药古籍保护与利用能力建设项目。这既是传承中医药的重要工程，也是弘扬优秀民族文化的重要举措，不仅能够全面推进中医药的有效继承和创新发展，为维护人民健康做出贡献，也能够彰显中华民族的璀璨文化，为实现中华民族伟大复兴的中国梦作出贡献。

相信这项工作一定能造福当今，嘉惠后世，福泽绵长。

国家卫生和计划生育委员会副主任

国家中医药管理局局长

中华中医药学会会长

王国强

二〇一四年十二月

马 序

　　新中国成立以来，党和国家高度重视中医药事业发展，重视古籍的保护、整理和研究工作。自1958年始，国务院先后成立了三届古籍整理出版规划小组，分别由齐燕铭、李一氓、匡亚明担任组长，主持制订了《整理和出版古籍十年规划(1962—1972)》《古籍整理出版规划（1982—1990)》《中国古籍整理出版十年规划和"八五"计划（1991—2000)》等，而第三次规划中医药古籍整理即纳入其中。1982年9月，卫生部下发《1982—1990年中医古籍整理出版规划》，1983年1月，中医古籍整理出版办公室正式成立，保证了中医古籍整理出版规划的实施。2002年2月，《国家古籍整理出版"十五"（2001—2005）重点规划》经新闻出版署和全国古籍整理出版规划领导小组批准，颁布实施。其后，又陆续制定了国家古籍整理出版"十一五"和"十二五"重点规划。国家财政多次立项支持中国中医科学院开展针对性中医药古籍抢救保护工作，文化部在中国中医科学院图书馆专门设立全国唯一的行业古籍保护中心，国家先后投入中医药古籍保护专项经费超过3000万元，影印抢救濒危珍、善、孤本中医古籍 1640 余种，开展了海外中医古籍目录调研和孤本回归工作。2010 年，国家财政部、国家中医药管理局安排国家公共卫生专项资金，设立了"中医药古籍保护与利用能力建设项目"，这是继 1982~1986 年第一批、第二批重要中医药古籍整理之后的又一次大规模古籍整理工程，重点整理新中国成立后未曾出版的重要古籍，目标是形成并普及规范的通行本、传世本。

为保证项目的顺利实施，项目组特别成立了专家组，承担咨询和技术指导，以及古籍出版之前的审定工作。专家组中的许多成员虽逾古稀之年，但老骥伏枥，孜孜不倦，不仅对项目进行宏观指导和质量把关，更重要的是通过古籍整理，以老带新，言传身教，培养一批中医药古籍整理研究的后备人才，促进了中医药古籍保护和研究机构建设，全面提升了我国中医药古籍保护与利用能力。

作为项目组顾问之一，我深感中医药古籍保护、抢救与整理工作的重要性和紧迫性，也深知传承中医药古籍整理经验任重而道远。令人欣慰的是，在项目实施过程中，我看到了老中青三代的紧密衔接，看到了大家的坚持和努力，看到了年轻一代的成长。相信中医药古籍整理工作的将来会越来越好，中医药学的发展会越来越好。

欣喜之余，以是为序。

中国中医科学院研究员

马继兴

二〇一四年十二月

马序

二

校注说明

一、作者简介及著作内容

何大任，南宋医家，生平里居未详。曾任太医局成安大夫、特差判，家藏有《小儿卫生总微论方》，于嘉定九年（1216）刊刻，并为之作序。《太医局诸科程文格》乃何大任整理、编辑，逐级申报太常寺、尚书省，最后经礼部批准，于宋宁宗嘉定五年（1212）颁布并全国实施的宋代国家医学考试试题集。全书共9卷，载试题89道，分为6类：一是"墨义"9题，内容为基础医学理论及相关学科知识；二是"脉义"8题，内容为脉学知识；三是"大义"37题，内容为病因病机与藏象学知识；四是"论方"8题，内容为方剂学知识，涉及方剂40首；五是"假令"18题，以测试考生对假设临床病案及其变证的分析及应用理法方药的能力；六是"运气"9题，内容为中医运气学知识。《四库全书提要》概括谓："其命题有六：一曰墨义，试以记问之博；二曰脉义，试以察脉之精；三曰大义，试以天地之奥与脏腑之源；四曰论方，试以古人制方佐辅之法；五曰假令，试以证候方治之宜；六曰运气，试以一岁阴阳客主与人身感应之理。"

二、版本情况及底本、校本的选择

《太医局诸科程文格》最早收录于《永乐大典》中，现见者系《四库全书》从《永乐大典》中辑出，其他版本均源自《四库全书》。本次校注整理，以四库全书本为底本，以清光绪四年戊寅（1878）当归草堂刻本（简称"当归草堂本"）、清光绪三十一年乙巳（1905）上海六艺书局石印本（简称"六艺书局本"）为校本。《太医局诸科程文格》考题内容，多源自于《内经》《难经》《伤寒论》《金匮要略》《诸病源候论》《脉经》《证类本草》《太平圣惠方》等著作，故以上述著作的相关版本为他校本。

三、校注的具体方法

1. 采用简体横排形式，对原文加用新式标点。

2. 凡底本中繁体字、俗字、异体字、古字，予以径改，不出注。底本中的通假字，原文不改，于初见处出注说明。难字、生僻字酌加注释。

3. 凡底本中有明显脱误衍倒之处，信而有征者，予以改正，并出校说明；无确切证据者，出校存疑。

4. 凡底本与校本文字有异，义皆可通者，原文不改，出校说明；而校本明显有误者，不再出校。

5. 原文中引用前代文献，其中引用与原文无差者，用"语出"；引用与原文有出入者，用"语本"；凡称引自某书而某书不见反见于他书者，用"语见"。

6. 原书目录与正文标题不一致，今予律齐。原牒、原序前加"太医局诸科程文格"八字，移至卷一前；目录中"第某卷"与正文篇题律齐为"卷某"；正文各篇诸"道"第一道原作"某某第一道"，后则仅作"第某道"，为整齐篇目，先列篇名，后依次为"第某道"，如卷一"墨义"凡三道，先列"墨义"为题，后依次为"第一道""第二道""第三道"。

7. 原文中所涉人名、地名、书名、药名及专业术语等，较为生疏者出注说明。

8. 原文中典故，出注说明其出处，较为生疏者简注其义。

钦定四库全书提要

《太医局程文①》九卷　　医家类

臣等谨案：《太医局程文》九卷，宋时考试医学之制也。其命题有六：一曰墨义，试以记问之博；二曰脉义，试以察脉之精；三曰大义，试以天地之奥与脏腑之源；四曰论方，试以古人制方佐辅之法；五曰假令，试以证候方治之宜；六曰运气，试以一岁阴阳客主与人身感应之理。考《宋史》，医学初隶太常寺②，元丰间，始置提举③、判局④，设三科以教之，曰方脉科、针科、疡科。凡方脉以《素问》《难经》《脉经》为大经，以《巢氏病源》《龙树论》⑤《千金翼方》为小经。针科、疡科则去《脉经》而增三部针灸经⑥，常以春试⑦，学生愿与者听。迨崇宁间，改隶国子监⑧，分上舍、内舍、外舍⑨。其考试法，第一场问三经大义五道，次场方脉及临证运气各二道，针科、

---

① 程文：科举考试时，由官方撰定或录用考中者所作，以为范例的文章。

② 太常寺：宋代国家中央行政机构之一，主管皇家宗庙陵寝祭祀、礼乐仪制、天文术数等。下设六署，其一为太医署，主管医药行政与医学教育，后改名为太医局。

③ 提举：主管专门事务的职官，此指太医局医学校校长。

④ 判局：主管专门事务的职官，此指太医局医学校副校长。

⑤ 龙树论：又名《龙树眼论》。据《隋书·经籍志》记载，龙树系印度佛教名医，其医学著作随佛教传入中国，《龙树眼论》为其中之一，已佚。

⑥ 三部针灸经：指《针灸甲乙经》《铜人针灸经》《黄帝明堂灸经》。

⑦ 春试：指在春季三月的会试。

⑧ 国子监：我国古代国家教育管理机关和最高学府。

⑨ 上舍……外舍：宋代对太学生的上、中、下等级划分。

疡科试小经大义三道、运气二道，三场假令治病法三道。中格高等，为尚药局医师以下职。乾道中罢局而存御医诸科，后更不置局，仅存医学科，淳熙中又稍变其制焉。此太医局系绍熙二年后所置，程文以墨义为第一道，较旧制又稍异矣。其裒①为一集，不知何人所编，世亦别无传者。今从《永乐大典》中排纂，得墨义九道、脉义六道、大义三十七道、论方八道、假令十八道、运气九道，谨厘次为九卷。其文皆通贯三经及三部针灸之法，暨金石之品，草木之性，辨析精微，足资启发。盖有宋一代，于医学最为留意。自皇祐中于古来经方脉论，皆命孙兆、林亿、高保衡等校刊颁行，垂为程式，故学者沿波讨流，各得以专门名家。观于是编，可以见当时讨论之详矣。乾隆四十六年九月恭校上。

总纂官臣纪　昀

臣陆锡熊

臣孙士毅

总校官臣陆费墀

---

① 裒（póu 抔）：辑录。

原 牒①

嘉定五年十月十四日，准尚书省②札子③，礼部申据，太常寺申据，太医局申承成安大夫④、特差判太医局何大任⑤公文，照对本局，自来依准指挥⑥，以十三科取医士。其文体格式，并系用崇宁之制，迄今遵行。然契勘从前，脱离场屋⑦及见今蒙被教养者，大抵止皆京邑辅郡之人，甚非圣朝设科立学以待天下医士之意。盖缘居常中选程文及诸科当习篇目，未尝流布，是以外方之士不知蹊径，虽欲从之而不可得。大任不才，具员深愧无补，每感于斯，遂率本局教官，搜括从来合格程文，拔颖取尤，每科各列三场，仍分类诸科，当治之经冠于篇首。大任今欲开板⑧流传，庶使外方之士知所矜式⑨，翕然肯来，上可无负朝廷待遇之意。今录草本一部，随状见到，伏乞寺廷缴申省部，备申朝廷听候指挥，以凭遵守施行，申寺候指挥。本寺所据太医局，备据判局成安何大夫所乞事理，备录在前，并程文，草本一部五册，随状缴连见到。伏乞省部备申朝廷，取自

---

① 牒：古时公文之称。
② 尚书省：国家最高行政机关，下设吏、户、礼、兵、刑、工六部。
③ 札子：指公文。
④ 成安大夫：宋代医官职位名。宋徽宗政和二年（1112），由原军器库使之官职改易而成，其官阶为从六品。
⑤ 何大任：南宋医家，安徽凤阳人。原作"何太任"，据下文改。
⑥ 指挥：唐宋时诏、敕、命令的统称，多用于公文。
⑦ 场屋：科举考试的地方，又称"科场"。
⑧ 开板：即刻版印刷。
⑨ 矜式：犹示范。

指挥施行。申部候指挥，上所据太常寺，申到事理，备录在前。本部今勘会，如蒙朝廷从本官所乞，径札下本局施行上件事理，伏乞朝廷指挥施行，候指挥上札付太医局从所申事理施行。准此。

原　序

　　昔孟氏①有言，太匠诲人必以规矩，学者亦必以规矩。盖为匠而舍规矩，则无以致其巧；为学而舍规矩，则无以知其道。况医之为事，功用甚博，学者其可以易言之？自神农尝百草，黄帝岐伯相问难，而医始有书。自周人建六官②，设医师、疡医之职，而医始制禄。自唐贞观立医学，开元置博士，如国子③教生徒，而医之教始盛。皇朝崇宁中，课试有式，而取士之制备矣。其书参天地，契阴阳，察人经络血脉，以起百病之本，故能转剧为愈，变死为生。上可以事君亲，次可以济人，又其次可以摄生。故历代帝王崇尚不废，贤能智巧之士尽心于是，而名垂史笔方册者昭然也。六飞④南幸，修举旧章，乃复局学，设判局以为之长，列教授以分其教，又有长谕职事，纲领其徒。三岁取士与科举同，月书季考与文武二学同。大方脉至书禁，凡十有三科，然俱以七经为本，亦如六艺之文，皆圣贤之格言、大训，学者所当笃意也。其文则有墨义、脉义、大义、论方、假令、运气六者之别，皆崇宁之制也。墨义者，欲观其记问之赅博也；脉义者，欲观其察脉之精审也；大义，则

---

　　①　孟氏：即孟子，名轲，字子舆，战国时代思想家、政治家、教育家，儒家学说代表人物之一。

　　②　六官：即周代所设天官冢宰、地官司徒、春官宗伯、夏官司马、秋官司寇、冬官司空。

　　③　国子：即国子学，亦称"国子监"。

　　④　六飞：指皇帝。古代皇帝的车驾六马，疾行如飞，故名。《史记·袁盎晁错列传》："今陛下骋六騑，驰下峻山。"裴骃集解引如淳曰："六马之疾若飞。"《汉书·爰盎传》作"六飞"。

推明天文地理之奥、脏腑受病之源；论方，则辩析古人用方之意；假令，则假设证候方治之疑，发为问目，以验其识趣之高下；运气，则推究一岁阴阳客主，以论治疗之大体。文之典实有据者为中格，不贵泛引他书，故其辞简朴，而不得出意见奇也。大任寡识谫才①，滥司是职，每惟国朝设科立学之意，盖欲网罗天下之良才，今也局学生徒几三百员，率皆京邑辅郡之人，外此岂无遗逸？得非②自来诸科所习篇目及课试之文，未尝流布，远方之士无所指南，虽欲从之而不可得。大任深感于斯，偶幸一时教官皆博习医经，乐于作成，遂相与搜括近年合格程文，拔颖取尤，每科依式，各列三场，仍分类，当治之经冠于篇首，捐俸锓梓③以广其传，使凡有志于斯者，得所矜式，翕然肯来，倘异才由是而出，庶无负科目之设。大任固不敢以大匠自视，学者其可忘孟氏之训，不以为规矩乎？若夫非常之彦，道贯三才，识穷万有，如古之论医以及国，原诊以知政者，大任方将率诸生以从其后，敢以斯文示之。

嘉定五年仲秋朔旦成安大夫特差判太医局濠梁④何大任序

---

① 谫才：浅薄的才能。
② 得非：莫非是。
③ 锓梓：即刻板印刷。
④ 濠梁：又称"濠水"。在安徽省凤阳县东北。

目 录

卷　　一

墨义三道

第一道

问①：故治病者，必明天道地理？

对：天不足西北，左寒而右凉；地不满东南，右热而左温②，其故何也？岐伯曰：阴阳之气，高下之理，太少之异也。东南方阳也，阳者其精降于下，故右热而左温；西北方阴也，阴者其精奉于上，故左寒而右凉。是以地有高下，气有温凉，高者气寒，下者气热。故适寒凉者胀，适③温热者疮，下之则胀已，汗之则疮已，此腠理开闭之常，太少之异耳。帝曰：其于寿夭何如？岐伯曰：阴精所奉其人寿，阳精所降④其人夭。帝曰：善。其病也，治之奈何？岐伯曰：西北之气散而寒之，东南之气收而温之，所谓同病异治也。故曰：气寒气凉，治以寒凉，行水渍之；气温气热，治以温热，强其内守。必同其气，可使平也，假者反之。帝曰：善。一州之气，生化寿夭不同，其故何也？岐伯曰：高下之理，地势使然也。崇高则阴气治之，污下则阳气治之，阳胜者先天，阴胜者后天，此地⑤理之常，

---

① 问：此题出自《素问·五常政大论》。
② 右热而左温：原作"左热而右温"，据《素问·五常政大论》改。下同。
③ 适：《素问·五常政大论》作"之"。意同。
④ 降：原作"奉"，据《素问·五常政大论》改。
⑤ 地：原作"天"，据《素问·五常政大论》改。

生化之道也。帝曰：其有寿夭乎？岐伯曰：高者其气寿，下者其气夭，地之小大异也，小者小异，大者大异。故治病者，必明天道地理。谨对。

第二道

问①：服此水，去温气？

对：泉水味甘，平，无毒。主消渴，反②胃，热痢，热淋，小便赤涩，兼洗涤疮疡痈肿③，令散。久服却温，调中，下热气，利小便，并多饮之。又新汲水，《百一方》云：患心腹冷病者，若男子病，令女人以一杯与饮；女子病，令男子以一杯与饮。又解合口椒毒。又主食鱼为骨所鲠，取一杯水，合口向水，张口取水气，鲠当自下。又主人忽被堕损肠出，以冷水喷之，令身噤，肠自入也。又腊日夜，令人持椒井傍，无与人语，内椒井中，服此水去温气。《博物志》亦云：凡诸饮水疗疾，皆取新汲清泉，不用停污浊暖，非直无效，固亦损人。谨对。

第三道

问④：肝青象木？

对：肝青象木，肺白象金。今肝得水而沉，木得水而浮，肺得水而浮，金得水而沉，其意何也？然，肝者，非为纯木也，乙角也，庚之柔。大言阴与阳，小言夫与妇。释其微阳，而吸其微阴之气，其意乐金，又行阴道多，故令肝得水而沉也。肺者，非为纯金也，辛商也，丙之柔。大言阴与阳，小言夫与妇。

---

① 问：此题出自《证类本草》卷五。
② 反：原作"及"，据当归草堂本及《证类本草》卷五改。
③ 洗涤疮疡痈肿：《证类本草》卷五作"洗漆疮，射痈肿"。
④ 问：此题出自《难经·三十三难》。

释其微阴，婚而就火，其意乐火，又行阳道多，故令肺得水而浮也。肺熟①而复沉，肝熟而复浮者，何也？故知辛当归庚，乙当归甲也。谨对。

脉义二道

第一道

问②：人之居处动静、勇怯，脉亦为之变乎？

对：人之居处，既有动静、勇怯之不同，脉之应见，亦随性情变易之各异。盖禀气于天，立形于地，居处之不同也，动则阳以扰，静则阴以定，故在脉者，亦有躁静之分，禀赋之有异也。勇则气以行，怯则气以著，故在诊者，岂无强弱之辨？以人形于外，既无一定之体，而脉应于中，乃有变易之候。此善诊之士，必观人之居处动静、勇怯，而察脉为之变者，盖以形诸外，而必有验诸中故也。经曰：人之居处动静、勇怯，脉亦为之变乎？其意如此。原夫人生于地，气禀于天。其生于地也，昼作夜息，分躁静之不同；其禀于天也，肖形赋貌，别强弱之有异。人性异常，脉形随变。故圣人即其如是之形，而验其为变之脉者，烛照数计，初不能有毫发之间也。盖尝求其故矣，动则气行于阳经，静则气行于阴分。气行于阳经也，则脉随之而动，若浮洪者岂非阳之属乎！气行于阴分也，则脉随之彰，若细沉者岂非阴之类乎！此动静之见于脉者然也。勇则气行而已，怯则气著而病。病已于气行也，则诊应有常而和平，皆无病之形。病成于气著也，则诊乖其候而变异，亦成病之象。

---

① 熟：原作"热"，据《难经·三十三难》改。"肝熟"同。
② 问：此题出自《素问·经脉别论》。

此勇怯之应于脉者然也。以其气之不常，则动静、勇怯既非可以一体观；脉之多变，则强弱、浮沉尤不可以一诊取。然则持脉之道，又岂可安常守故，而昧变通之宜哉？考之下文曰：诊病之道，观人勇怯、骨肉、皮肤，能知其情，以为诊法也①。又经有曰：脉，肥人责浮，瘦人责沉②。即此推之，则知诊病之道，必观其脉之变者，以其人无一定之形，而脉亦无一定之候，岂可执于胶柱调瑟，知常而不知变者乎？谨对。

第二道

问③：寸口脉沉滑者，中有水气？

对：脉朝于寸，既彰沉滑之形，病在于中，必为水气之候。盖脉分三部，寸总诸经，沉脉重按而方得，病为水而主中，则法其润下之体。滑脉往来而流利，病为实而主饮，则象其流注之性。既二脉俱见于寸口，则水气必在于体中，是皆积饮稽留而不行，水气停贮而为病，故变如斯之脉也。经曰："寸口脉沉滑者，中有水气。"厥④理若是。尝谓疾之所起，未有不因于自纵；脉之所变，靡有不参于病源。故水气停积，居里分而总谓之中，则脉象沉滑，见部分而皆应于寸，何哉？冬日饮汤，所以敌于寒气；夏日饮水，所以消于热邪，皆适事知节而有常，故行津布液而无病。倘小渴咽干，因纵饮而不已；或内虚热少，因寒饮而太多。脾胃守常也，犹克化而内消，仓廪或虚也，必停积而不散，故凡积饮之证，皆曰水气之名。诊其寸口脉沉者，沉为水而主里；按其关前脉滑者，滑为饮而有风。以沉脉则按

---

① 诊病之道……诊法也：语出《素问·经脉别论》。
② 脉……瘦人责沉：语出《伤寒论·平脉法》。
③ 问：此题出自《金匮要略·水气病脉证并治》。
④ 厥：其。

指有余，应水属阴而润下；以滑脉则往来流利，类水得风而慓疾。故其为病也，攻于上则面目有肿满之形，发于外则身体有生热之证，以其中先有水，外感于风，所以命名曰风水也。何以见之？下文①曰："面目肿大有热，名曰风水。"又经曰："积饮成水。"又朱肱云："水气者，皆因饮水过多所致②。"又巢氏曰："脾胃虚，不能制水。"又曰："滑为有饮。"又《脉经》曰："沉为水。"又曰："沉为在里。"又曰："滑为风。"况夫大渴欲水者，犹令与之不足，苟纵饮无节，积而不化，焉得不为水气之患欤？谨对。

大义三道

第一道

问③：彼春之暖，为夏之暑，彼秋之忿，为冬之怒？

对：积暖而为暑，本阳气因春而为夏；积忿而为怒，乃阴情因秋而为冬。盖二气④因变而乃通，四时由微而至著。阳胜固为暑也，然不生于夏之时；阴极固为寒也，本不起于冬之令。熙然⑤而暖，实夏暑之基，凄然而忿，乃冬怒之渐，故暖未几而为暑，皆阳气之渐胜，忿未几而为怒，本阴情之密移。为于此者，虽有可见之迹，变于彼者，实有难明之妙。然则春夏以言其气，秋冬以象其情，各分于阴阳之主也。经曰："彼春之暖，为夏之暑，彼秋之忿，为冬之怒。"大概如斯。尝谓造化更

---

① 下文：指《金匮要略·水气病脉证并治》。
② 水气者……饮水过多所致：语本《类证活人书》卷九。
③ 问：此题出自《素问·脉要精微论》。
④ 二气：即阴阳之气。
⑤ 熙然：温暖貌。

王于二气，本因微而至著，机缄默运于四时，必由变而能通。故阳之积也，由复①而至于乾②；阴之积也，由姤③而至于坤④。犹人之生，自童稚而至壮大，日⑤加益而不自知；犹木之盛，自萌芽而至合抱，日加长而不自觉。是以观物之妙，必观其微，察时之变，必察其本。信夫阳气方升于厚载之下，而万象皆春；阴气始凝于太虚之中，而一叶知秋。方其春也，荄⑥者萌而甲⑦者拆⑧，孰不知有登台之乐；方其秋也，华者成而实者收，莫不知有落叶之悲。故积阳不已，必为夏之暑，则草木蕃而金石流；积阴不已，必为冬之怒，则霜露降而冰雪坚。寒固变而为暑也，然不变于寒之时；暑固变而为寒也，然不变于暑之月。春之暖者，乃异时之暑，秋之忿者，即后日之怒。故履霜坚冰，其所由来者渐，而流金烁石，其所著见者微，以其阳主于气，阴主于情，是皆为于此而生于彼也。何以明之？王氏⑨曰："春暖为夏暑，言阳生而至盛；秋忿为冬怒，言阴少而至壮。"又经曰："阳之动，始于温，盛于暑；阴之动，始于清，盛于寒⑩。"又曰："阴阳之往复，寒暑彰其兆⑪。"又曰："春夏则阳气多而

---

① 复：复卦。为十二消息卦之一，配阴历十一月，象征一阳始生。
② 乾：乾卦。为十二消息卦之一，配阴历四月，象征纯阳之时。
③ 姤：姤卦。为十二消息卦之一，配阴历五月，象征一阴始生。
④ 坤：坤卦。为十二消息卦之一，配阴历十月，象征纯阴之时。
⑤ 日：原作"曰"，据当归草堂本改。
⑥ 荄：草根。
⑦ 甲：植物果实的外壳。
⑧ 拆：裂开。
⑨ 王氏：即王冰，号启玄子（710－804），曾任唐代太仆令。
⑩ 阳之动……盛于寒：语出《素问·至真要大论》。
⑪ 阴阳……寒暑彰其兆：语出《素问·气交变大论》。

阴气少，秋冬则阴气盛而阳气衰①。"又曰："春夏归阳为生，秋冬归阴为死②。"即此推之，则知造化密移，机缄潜运，即其微则可以观其著，因其始则可以究其终也。谨对。

第二道

问③：西北之气，散而寒之；东南之气，收而温之？

对：人禀于气，因地势之不同，惟地势不同，故医之用药，当知治法之不一。且均是方也，食热则外实，食凉则外弱，而其人不能以不异；同是气也，散之则为寒，收之则为温，而其法不能以不殊。故当风高气凛之方，则欲寒而外散者，乃所以去其食热之害。在地土卑湿之处，则宜温而内收者，盖将以治其食凉之疾。此禀气不同，则用药有异，皆因地势之使然，则治法不得不尔也。经曰："西北之气，散而寒之；东南之气，收而温之。"其意如此。尝谓论方而不论其气，则混寒温以一致，求治而不求其宜，则同散收为一法。盖方本无异也，而异之者以其有温凉之气。治本不殊也，而殊之者以其有散收之宜。是以古人析其土壤、辨其方宜者，抑岂若是之强为区别哉？然则论方而不论其气，求法而不求其宜，其可乎？抑尝论之人之处世也，饮食起居，初无一定之性，医之用药也，温凉散收，亦无一定之宜。其在西北者，则风高气凛，其人食热而外实；其在东南者，则水湿土卑，其人食凉而外弱。外实之人，则邪不能伤于形体，而常起于腑脏④之内；外弱之人，则病不能起于

① 春夏……阳气衰：语出《素问·厥论》。
② 春夏……归阴为死：语本《素问·方盛衰论》。宜从该篇改为"春夏归阳为生，归秋冬为死"。
③ 问：此题出自《素问·五常政大论》。
④ 腑脏：当归草堂本作"脏腑"。

肠胃，而多生于腠理之间。故因其食热也而治之者，所以宜寒而外散；随其食凉也而疗之者，所以宜温而内收。故治之以毒药，施之以微针，皆散寒之类；治之以砭石，用之以灸焫①，亦收温之法。然则施治之士，岂可昧其方宜，同其治疗而不知变者乎！何以见之？下文②曰："所谓同病异治也。故曰：气寒气凉，治之③以寒凉，行水渍之。气温气热，治以温热，强其内守。必同其气，可使平也。"又《异法方宜论》云："一病而治各不同，皆愈何也？岐伯曰：地势使然也。"即此推之，则知古人为治之妙，诚不可一概而论。苟无变通，执一药以尽天下之病，守一法以论天下之疾，是昧于得病之情、施治之体，求治愈切，而为效愈邈④矣。谨对。

第三道

问⑤：阳之汗，以天地之雨名之？

对：论身形之汗泄，既本于至阳之气，即天地之雨降，斯得其同类之名。盖两仪⑥虽大，而雨有润泽之道；一身虽小，而汗有滋通之理。雨不自降，本天气临地而使然；汗不自流，亦阳气加阴之所致。取而类之也，盖因类而求类；即而名之也，实能名而可名。然则所谓名之者，本其法象之似同，故其理可以并称之也。经曰："阳之汗，以天地之雨名之。"大义若此。且夫漉漉之汗，初何关乎雨降之时。而霖霖之雨，本无与乎汗

---

① 焫：指火灸。
② 下文：指《素问·五常政大论》。
③ 之：《素问·五常政大论》无。
④ 邈：远。
⑤ 问：此题出自《素问·阴阳应象大论》。
⑥ 两仪：指天地。

泄之证。自其迹而言之，则泥于迹而无相通之道；取其意而思之，则得其意而有可名之理。况人之一身与乾坤而并立，而体之四大^①与上下以相参，是宜观雨降之自天，如汗流之浃背，云腾于上，则沛然^②而莫之能御，阳发于外，则濈然而不能自已。彼之功也，可以足江湖而滋草木；此之用也，可以润毛发而充皮肤。以至病在表而汗乃解，则亦如霖雨之应时；病当汗而表不润，则有类密云而不雨。出而偏沮者，乃施泽未周之象；多而亡阳者，亦霖霪不已之形^③。夫如是，则阳之汗，岂非类天地之雨乎？何以明之？王氏曰："夫人汗泄于皮腠者，是阳气之发泄尔，然其取类于天地之间，则云腾雨降而相似也。"又经曰："阳加于阴谓之汗^④。"又曰："地气上为云，天气下为雨^⑤。"由是观之，阳之汗，以天地之雨名之者，实其理之自然矣。谨对。

论方一道^⑥

问：《素问》^⑦所载：东方青色，入通于肝；南方赤色，入通于心；中央黄色，入通于脾；西方白色，入通于肺；北方黑色，入通于肾。皆以脏法五行，色通五脏。至于金石之类、草木之品，无非法象之相符也。今观《神农本草》首卷云："丹

---

① 四大：佛教用语。以地、水、火、风为四大，认为四者分别包含坚、湿、暖、动四种性能，人身即由此构成。亦用作人身的代称。

② 沛然：盛大貌。

③ 形：原作"如"，据当归草堂本、六艺书局本改。

④ 阳加于阴谓之汗：语出《素问·阴阳别论》。

⑤ 地气……天气下为雨：语出《素问·阴阳应象大论》。

⑥ 论方一道：原作"假令论方义"，据目录改。

⑦ 素问：指《素问·金匮真言论》。

砂法火，色赤而主心①。"是丹砂色赤，法南方之火，故丹砂之功，可以专主乎心也。如今之方论所载，灵砂、桂心之属皆能治心，亦色赤之类。如麦门冬、远志之辈，亦治心之药而色不赤，何也？诸君以医为业，所当讲论，请陈其意而毋略。

对：物存法象，固当博究于根源，药具功能，岂在专求于色类？夫二气之散布，俾万物以滋生，自其造化而论，则阴阳配合，各有自然之机，因其事物而推，则形、色、性、味，悉有使然②之利。故适于器用者，取其材色以为要，施于药石者，择其气味以为先。审乎此，则丹砂主心而法火，即光色莹赤，禀南方气化之纯。余药治心而安神，即物类通灵，随本类功能之验。唯明其色类而法象，纪其性用而施为，斯通术而循理，达药物之要也。伏③承明问，《素问》所载："东方青色，入通于肝；南方赤色，入通于心；中央黄色，入通于脾；西方白色，入通于肺；北方黑色，入通于肾。"皆以脏法五行，色通五脏。至于金石之类，草木之品，无非法象之相符也。今观《神农本草》首卷云："丹砂法火，色赤而主心。"是丹砂色赤，法南方之火，故丹砂之功，可以专主于心也。如今之方论所载，灵砂、桂心之属皆能治心，亦色赤之类。如麦门冬、远志之辈，亦治心之药而色不赤，何也？诸君以医为业，所当讲论，请陈其意而毋略，可得而详议焉。

尝观夫洪造产物，本以气而感寓，群形赋质，亦以气而充成。唯气之所召，随类而不齐，故物之所化，分数有不等。有

---

① 丹砂……而主心：此句不见于《神农本草经》。语见《证类本草》卷一"药有阴阳配合"掌禹锡引《蜀本》注。

② 使然：使其如此。

③ 伏：敬辞。以卑承尊之辞。

得天地之中和者，如稼穑之致养；有得天地之纯粹者，如金石之效珍。鳞甲羽毛①，生属不一，要不外于阴阳；根茎华实，形状不同，悉不逃于气化。是知形色之既备，俱有配象而可推。且生而后有象，象而后有滋，滋而后有数，三者物之所受也；流动而生色，感发而布气，成熟而具味，三者物之所成也。至于性有燥湿，材有刚柔，体有轻重，质有大小，虽各赋之于物，岂能出于二气、五行之变化哉？此所以形气既具，博物者必究其源；性味既存，用药者必达其理。则法象之本，功效之著，因是而两尽之矣。今夫物存五色，色合五行。八石②之至赤者，选于丹砂，五官之纯赤者，推于心脏，故以丹砂之法火，南方神化之所寓，心脏之属火，阳精运化之所通，以莹赤之物而主色赤之宫，以法火之物而治属火之脏，是谓得其同类，必能致于全功。然古人究物，取形色法象者众，良医用药，取形色配合者希。玉石之有色，色之著者多纯；草木之有色，色之变者多杂。故本草注但以五石而法五行，良由此也。如空青法木，雌黄法土，莹青、纯黄得木土二色之正。云母法金，磁石法水，莹白、纯黑得金水二色之正。不特此也，石英有五色，各随色而补五宫③；石脂有五色，各随色而补五脏；赤芝透丹，益心气以增慧；青芝透绿，补肝气以安魂。岂唯石类为然，草类亦有④是也。如是则丹砂中外之莹赤，色悠久而鲜华，全火化之至精，为心经之上药，内以安神明之正，外以杀鬼魅之邪，不唯取颜色配合之全，亦以取材性神灵之正也。若夫灵砂色赤，

---

① 鳞甲羽毛：分别指鱼类、爬行类、鸟类、哺乳类动物。
② 八石：指丹砂、雄黄、雌黄、云母、空青、硫黄、戎盐、硝石。
③ 五宫：指五脏。当归草堂本作"五官"。
④ 有：当归草堂本作"犹"。宜从。

非本色也，乃硫黄汞白之所化；桂心色赤，非纯赤也，有泽黑皮黄之所包。特以硫汞二气之存，因火而感之，必安于心气；肉桂，木中之灵，取心而用之，则尤养于心神，本非以色赤而言也。麦门冬为君，有调中保神之效；远志为君，得定心同志之情①。以类求之，不止此焉。松下茯苓，抱根而有神也，用之去木，能益志而心开；藕上莲实，通中而至洁也，用之取肉，能养神而心喜，亦皆以性味功效为用，悉以形色法象为事哉！大抵神农尝药物，原性味以纪功；天师②明治法，因气味以致用。香凑脾，腥凑肺，以气而主五脏也；酸入肝，苦入心，以味而攻五脏也。因岁而言色者有之矣，岁木不及，其谷苍是也；随方而定色者有之矣，南方赤色，其谷黍是也。虽有法象之理，然非治疗之机。其他如铁落治狂，取质之重而形色不存；兰草治渴，取气之芳而形色不与。又岂若本草以大小、色类、子母、兄弟，不可同行之说而施用乎？要以得五行之正者，可以类推；受五气之偏者，难以例举。故石膏、滑石皆白，而不闻专主肺；代赭、铅丹皆赤，而不闻专治心。如此色类言之，则似相违戾矣。所以丹砂法火主心之说，实取其材性之能，因以五行而附会尔。用药之法，诚不必泥，可也。故《图经③·序》云："昔神农尝百草之滋味，以救万民疾苦④。"又曰："药有酸咸甘苦辛五味，又有寒热温凉四气，及有毒无毒⑤。"继之曰："良医

---

① 情：原作"升"，据六艺书局本改。
② 天师：指岐伯。
③ 图经：即《本草图经》，宋代苏颂等编撰，已佚。
④ 昔神农……疾苦：语见《证类本草·本草图经序》。
⑤ 药有……有毒无毒：语本《证类本草》卷一。

以意量得其节也①。"《内经》气味之说，兹不复言。《圣济经》②曰："物有气臭，有性味，交取互用，以为虚实补泻之法。"由是推之，元牝③赋形，形色法象者，固不可以不究，达士论药，药物气味者，尤不可以不明。审其性用，而但取夫材之良；纪其功效，而勿拘于物之合。然后权通而意使，致用而协宜，斯为医道之渊微，达药理之要妙也。谨对。

假令二道④

第一道

问：假令虚劳盗汗候⑤，目即⑥节气，当得何脉？本因是何脏腑受病？发何形候？即今宜用是何方药调理？设有变动，又当随脉如何救疗？各须引本经为证，及本草逐药主疗、所出州土、性味、畏恶、正辅、佐使、重轻、奇偶及修制之法、处方，对答。

对：形神妄用，体因虚极以成劳；阳气不充，汗因寐出而名盗。盖形设乎外，神守于中，形太用则劳也，阳气失卫固之和；神太用则耗也，真气无固密之用。因其安卧，则阳气入行于阴经，失其充营，则津液发达于形表。是以寐之已熟，身体漉漉而常濡，寝之方浓，汗液津津而常润，乘卧而出于肌表，遇觉而止于皮肤，所以类盗而潜行，名盗汗而为候，无非虚劳

---

① 良医以意量得其节也：语本《证类本草》卷一。
② 圣济经：又名《宋徽宗圣济经》，系宋徽宗赵佶亲自编撰，于政和八年（1118）颁行。
③ 元牝：谓天地阴阳。当归草堂本作"玄牝"。
④ 假令二道：原作"假令法"，据目录改。
⑤ 虚劳盗汗候：见《诸病源候论》卷三。
⑥ 目即：现今。

之使然矣。目即气序①当春，盛德在木，天温地发，二气至此而氤氲，阴降阳升，品汇②届斯而荣美，万物始生而未盛，六脉微弦而未隆，斯为春时之平脉也。经曰春胃微弦曰平③，今反诊得虚弱而不实，细微而不足，斯为应病之脉也。经曰："脉虚弱细微，皆为盗汗脉也④。"本因外劳其形，内损其神，阳气无致密之和，津液有妄出之咎，其状遇卧而汗出，潜行而如盗也。巢氏云："盗汗者，因眠睡而身体流汗也，此由阳虚所致⑤。"详此之证，病在外而尚浅，治处方而用奇。经曰近者奇之⑥，宜用正一辅二奇方黄芪汤。以黄芪一味为主病之正，以牡蛎、麻黄根二味为佐正之辅，三味合而服之，使阳气外密，津液内固，则虚劳盗汗之候必获愈矣。设若忽于微细，怠于服药，致阳气转虚，津液日耗，形体羸瘠而不充，肌肤瘦悴而不泽，则知病必变为虚劳羸瘦之候也。经曰：病成而变，复诊其脉，小弱以涩，谓之久病⑦。又巢氏曰："夫血气者，所以荣养其身也。虚劳之人，精髓萎竭，血气虚弱，不能充盛肌肤，故羸瘦也⑧。"又曰："久病不已，令人羸瘠枯瘦，心气不足，亡津液故也⑨。"再详此证，积亏成损，病久已深，非奇方之可去，必偶制之可行。经曰奇之不去则偶之⑩，宜用正二辅四偶

① 气序：节气。
② 品汇：指事物的品种类别。
③ 春胃微弦曰平：语出《素问·平人气象论》。
④ 脉虚弱……盗汗脉也：语出《诸病源候论》卷三。
⑤ 盗汗者……阳虚所致：语出《诸病源候论》卷三。
⑥ 近者奇之：语出《素问·至真要大论》。
⑦ 病成而变……谓之久病：语本《素问·脉要精微论》。
⑧ 夫血气者……故羸瘦也：语出《诸病源候论》卷三。
⑨ 久病不已……亡津液故也：语出《诸病源候论》卷三。
⑩ 奇之不去则偶之：语出《素问·至真要大论》。

一四

方鹿茸石斛汤。以鹿茸、石斛二味为正，以黄芪、当归、干地黄、桂四味为辅，六味合而服之，血气日滋，精髓日盛，则肌肤充满而渐复于常也。大抵治病之法，必当分于轻重，处方之宜，实不逃于奇偶，要在适事为故，而效如影响。

谨按：本草逐药主疗及修制之法，处奇偶二方，列之于后。

治假令虚弱盗汗候，正一辅二奇方黄芪汤。黄芪为正，味甘，微温，无毒。补虚损五劳。生川郡山谷、白水、汉中。恶龟甲。蜜炙，用一两，剉。牡蛎为辅，味咸，平、微寒，无毒。止汗。生东海池泽。贝母为之使，恶麻黄、吴茱萸、辛夷。火煅取粉，用半两。麻黄根为辅，味苦，温，无毒。能止汗。生晋地及河东。用半两，剉。上三味，㕮咀，每服三钱，水一盏半，煎至七分，去粗①，温服，不拘时候。

治假令变证虚劳羸瘦候，正二辅四偶方鹿茸石斛汤。鹿茸为正，味甘、酸，微温，无毒。主虚劳羸瘦。火燎去毛，酥炙令黄。用二两，剉。石斛为正，味甘，平，无毒。主虚劳羸瘦。生六安山谷水傍石上。陆英为之使，恶凝水石②、巴豆，畏僵蚕、雷丸。去根，用二两，剉。黄芪为辅，味甘，微温，无毒。补虚损五劳羸瘦。生川郡山谷、白水、汉中。恶龟甲。蜜炙，用一两，剉。当归为辅，味甘、辛，大温，无毒。补五脏，生肌肉。生陇西川谷。恶䕡茹③，畏菖蒲、海藻、牡蒙④。酒洗，去土及芦头，用一两，剉。干地黄为辅，味甘、苦，寒，无毒。

---

① 粗（zhā 渣）：通"渣"。渣滓。

② 凝水石：即寒水石。

③ 䕡茹：即白狼毒。为大戟科大戟属植物月腺大戟和狼毒大戟的根。辛，寒，有小毒。入脾、胃、大肠经。破积，杀虫，拔毒，祛腐，除湿，止痒。

④ 牡蒙：拳参的别名。

填骨髓，长肌肉，主五劳七伤。生咸阳川泽，黄土地者佳。恶贝母，畏芜荑。去芦头，用一两，剉。桂为辅，味甘、辛，大热，有小毒。主理疏不足。生桂阳。去粗皮，用一两，剉。上六味，㕮咀，每服半两，水二盏，煎至一盏，去渣，温服，不拘时候。谨对。

第二道

问：假令伤寒悸候①，目即节气，当得何脉？本因是何脏腑受病？发何形候？即今宜用是何方药调理？设有变动，又当随脉如何救疗？各须引本经为证，及本草逐药主疗、所出州土、性味、畏恶、正辅、佐使、重轻、奇偶及修制之法、处方，对答。

对：逆腑脏而受邪，因名伤寒之病；昧汗下而停饮，遂成悸动之疾。盖伤寒则其经有六，悸动则其源有二，或因攻发气虚，而不制于水饮；或因阳病热少，而不消于水浆，引饮过多，停于胸臆之内，与水无厌，留于膺膈之间。殊不知心属火而恶水，里因虚而畏寒，水乘于心，使神气之妄动，水积于里，致正气之弗宁，故筑筑②然、惕惕③然而不安，必怔怔然、忪忪④然而无定。夫如是伤寒之悸，岂不为气虚停饮之所致者哉？目即三春届候，万物发陈，阳气方升，故脉有软弱之象，品汇始育，故诊有宽虚之形。是以软而弱，宽而虚，乃为应时之弦脉。苟或切之而脉如转索，持之而诊若切绳，斯为紧脉之形，乃应

---

① 伤寒悸候：见《诸病源候论》卷三。
② 筑筑：跳动急速貌。
③ 惕惕：恐惧貌。
④ 忪忪：惊恐不安貌

伤寒之悸也。仲景曰："假令咳者坐饮冷水，故令脉紧也①。"则紧为停饮者是矣。不特此也，仲景又曰："紧为寒②。"《脉经》亦曰："趺阳脉浮，少阳脉紧，心下必悸。"此紧为伤寒悸者明矣。本因冬感杀厉之气，病为伤寒之名，或汗下后而引饮不化，或太阳病而饮水过多，其候水停心下，而筑筑悸动者是矣。巢氏曰："悸者，动也，谓心下悸动也。此由伤寒病发汗已后，因又下之，内有虚热则渴，渴则饮水，水气乘心，必振寒而心下悸也。太阳病，小便不利者，多饮水，心下必悸；小便少者，必苦里急。夫脉浮数，法当汗之而愈，而③下之，身体重心悸，不可发汗，当自汗出而解。所以然者，尺中微，里虚表实④，津液自和，便自汗出愈⑤。"详此之病，邪气虽伤而未致于传变，水饮虽停而未致于深重，惟奇方之可疗也，宜用正一辅二奇方茯苓汤。以茯苓一味为主病之正，以半夏、生姜二味为佐正之辅，三味合而服之，使水饮之消散，俾正气之安宁，则悸动之证，何复而有矣？设若治不求本，水饮无自而除，疗不穷源，正气无由而定。殊不知水性流散，病变多端，浸于肺而为喘为咳，停于胃而为哕为噎，溢于皮肤则病生肿满，渍于肠间则疾成泄利。夫若是者，此皆病成而必变也，始则气虚停饮而为悸，今则饮盛肺浮而为喘。复切其脉，既彰洪大之形，再详其诊，仍兼盛满之象，故知其病必变伤寒喘促之候也。经

卷一一七

---

① 假令咳者……脉紧也：语出《伤寒论·平脉法》。
② 紧为寒：语出《伤寒论·辨脉法》。
③ 而：原脱，据《诸病源候论》卷七补。
④ 表实：《伤寒论·辨太阳病脉证并治》作"须表里实"。宜从。
⑤ 悸者……自汗出愈：语出《诸病源候论》卷七。

曰："大则病进①。"又曰："上盛则气高②。"巢氏曰："伤寒太阳病，下之微喘者，表③未解故也。夫发汗后，饮水者必喘，以水停心下，肾气乘心故喘也。以水灌之，亦令喘也。"复审变病之候，治非前证之比，奇方不能及也，当用偶方治之。经曰奇之不去则偶之，宜用正二辅四偶方厚朴杏核仁汤。以厚朴、杏核仁二味为正，以半夏、茯苓、桂、干姜四味为辅，六味合而服之，使传变之邪豁然而散，致稽留之饮释然而消，肺脏安和于中，正气调顺于内，呼吸有常，而喘息自定，此其施治之效矣。大抵病分轻重，方别奇偶，前证病轻而用以奇，后证势重而制以偶，故为治病之要法，立方之妙论也。故经有曰："君一臣二，奇之制也，君二臣四，偶之制也④。"正此之谓。

谨按：本草逐药主疗及修制之法，处奇偶二方，列之于下。

治假令伤寒悸候，正一辅二奇方茯苓汤。茯苓为正，味甘，平，无毒。主恐悸及膈中痰水。生泰山⑤山谷大松下。马蔺⑥为之使，恶白蔹，畏牡蒙、地榆、雄黄、秦艽、龟甲。去皮，用一两，剉。半夏为辅，味辛，平，生微寒、熟温，有毒。主伤寒及消心腹胸膈痰热。生槐里川谷。射干为之使，恶皂荚，畏雄黄、生姜、秦皮、龟甲。汤浸七次，去滑，曝干，用半两，剉。生姜为辅，味辛，微温。主伤寒上气。生犍为⑦川谷及荆

---

① 大则病进：语出《素问·脉要精微论》。
② 上盛则气高：语出《素问·脉要精微论》。
③ 表：《诸病源候论》卷七作"外"。
④ 君一臣二……偶之制也：语出《素问·至真要大论》。
⑤ 泰山：原作"太山"，据当归草堂本改。
⑥ 马蔺：为鸢尾科鸢尾属植物马蔺的全草。甘，平，归肾、膀胱、肝经。具有清热解毒、利尿通淋、活血消肿的功效。
⑦ 犍为：县名。在四川省乐山地区。

州、扬州。秦椒为之使，杀半夏毒，恶黄芩、黄连、天鼠粪①。用半两，切。上二味，㕮咀，入生姜片，和匀，每服三钱，水一盏半，煎至八分，去粗，温服，不拘时候。

治假令变证伤寒喘候，正二辅四偶方厚朴杏核仁汤。厚朴为正，味苦，大温，无毒。消痰下气。生交趾冤句②。干姜为之使，恶泽泻、寒水石、硝石。去粗皮，涂姜汁，炙干，用二两，剉。杏核仁为正，味苦、甘，平，无毒。主咳逆上气。汤浸去皮尖，用二两，炒，剉。半夏为辅，味辛，平，生微寒，熟温，有毒。生槐里川谷。射干为之使，恶皂荚，畏雄黄、生姜、秦皮、龟甲。汤浸七次，去滑，曝干，用一两，剉。茯苓为辅，味甘，平，无毒。主胸胁逆气，膈中痰水。生泰山山谷大松下。马蔺为之使，恶白蔹，畏牡蒙、地榆、雄黄、秦芃、龟甲。去皮，用一两，剉。桂为辅，味甘、辛，大热，有小毒。利肝肺气。生桂阳。去粗皮，用一两，剉。干姜为辅，味辛，温、大热，无毒。主胸满咳逆上气。生犍为川谷及荆州、扬州。秦椒为之使，恶黄芩、黄连、天鼠粪。炮微裂，用一两，剉。上六味，㕮咀，每服五钱，水二盏，煎至一盏，去渣，温服，不拘时候。谨对。

运气一道

问：甲子年五运六气所在、所宜、处方为对？

对：太极未判之先，则名为混沌，太极既判之后，则气有阴阳。清阳上积以为天，浊阴下辟以为地，寒暑燥湿风火，由

---

① 天鼠粪：即夜明砂。
② 交趾冤句：古地名。交趾，泛指五岭以南；冤句，指今山东菏泽市西南。

是而布于穹窿①，木火土金水火，于斯而列于磅礴②，五运经横③于气交，至神宰制于橐籥④。司天在泉者，即年辰而可考，统运主气者，自支干而乃明。阳年则为于太过，应阳道而常饶；阴年则为于不及，应阴道而常乏。或天与运符，而谓之天符，或岁与运会，而谓之岁会。苟三合平治之年，为太一天符之纪。其平和也，则德化政令，及于物而应于人，或过减也，则胜复盛衰，及于人而见于物。要当察其所在而施于药物，审其所宜而施于方治，和其运而调其化，折其郁而资其源。高者抑之，而不致于太盛；下者举之，而不致于太衰。使上下而无相夺伦，俾气运而得于平治。自非圣人，存仁民恻隐之心，更相问难，著而为书，则岁之运气何自而明，调之正味何自而知矣。考之《内经》⑤有曰："先立其年，以明其气。"今观甲子之年，甲为诸干之先，故天气始于甲；子为众支之首，故地气始于子，子甲相合而岁纪始立，君臣答问而气运方明。是岁也，上见少阴君火之司天，中行太宫⑥之土运，下临阳明燥金之在泉，以阳干复遇于阳支，两阳相配，故为太过之年。经曰阳年为太过，正此谓也。土运有余，名曰敦阜之纪⑦。经曰："敦阜之纪，是谓广化，厚德清静，顺长以盈，至阴内实，物化充成，烟埃朦⑧郁，见于厚土，大雨时行，湿气乃用，燥政乃辟，其化圆，

---

① 穹窿：指天。

② 磅礴：指地。

③ 经横：当归草堂本作"纵横"。

④ 橐籥（tuó yuè 驼月）：亦作"橐爚"。古代冶炼时用以鼓风吹火的装置，犹今之风箱。此喻指天地之间。

⑤ 内经：此指《素问·六元正纪大论》。

⑥ 太宫：原作"大宫"，据《素问·六元正纪大论》改。

⑦ 敦阜之纪：原作"厚阜之纪"，据《素问·五常政大论》改。

⑧ 朦：原作"蒙"，据《素问·五常政大论》改。

其气丰，其政静，其令周备，其动濡积并稸①，其德柔润重淖，其变震惊飘骤崩②溃。""其经足太阴阳明，其脏脾肾③，其病腹满四肢不举，大风迅至，邪伤脾也。"详此之岁，乃同地者温热化，宜用温热之药，治其一岁之过愆。夫天气运动而不息，则为之客，地气镇静而守位，则为之主，左右间气，以显于其间，上下加临，必布于其内。且初之气，自癸亥年大寒节寅初一刻交入。甲子年初之气分，终六十日而余八十七刻④半，至春分日子丑时夜半止。上见太阳寒水为之客，下临木位为之主。地气迁，燥将去，寒乃始，蛰复藏，水乃冰，霜乃降，风乃至，阳气郁，民乃周密，关节禁固，腰脽⑤痛，炎暑将起，中外疮疡，宜用甘热之药治其气尔。二之气，自春分节子中之左交入。二之气分，终六十日而余八十七刻半，至小满日戌之后四刻止。上见厥阴风木为之客，下临君火为之主。阳气布，风乃行，春气以正，万物应荣，寒气时至，民乃和，其病淋，目瞑目赤，气郁于上而热，宜用辛凉之药治其气尔。三之气，自小满节亥初一刻交入。三之气分，终六十日而余八十七刻半，至大暑日酉正止。上见少阴君火为之客，下临火位为之主。天政布，大火行，庶物蕃鲜，寒气时至，民病气厥，心痛，寒热更作，咳喘目赤，宜用咸寒之药治其气尔。四之气，自大暑节酉中之北交入。四之气分，终六十日而余八十七刻半，至秋分日未后四刻止。上见太阴湿土为之客，下临土位为之主。溽暑至，大雨

---

① 稸：原作"结"，据《素问·五常政大论》改。
② 崩：原作"倒"，据《素问·五常政大论》改。
③ 脾肾：原作"脾胃"，据《素问·五常政大论》改。
④ 刻：古代计时单位。古人以漏壶滴水计时，一昼夜为一百刻。
⑤ 脽（shuí）：尾椎骨。

時行，寒热互至，民病寒热，嗌干，黄瘅，衄蚵饮发，宜用苦热之药治其气尔。五之气，自秋分节申初一刻交入。五之气分，终六十日而余八十七刻半，至小雪日午正止。上见少阳相火为之客，下临金位为之主。畏火临，暑反至，阳乃化，万物乃生乃长乃荣，民乃康，其病温，宜用咸冷之药治其气尔。终之气，自小雪节午中之右交入。终之气分，终六十日而余八十七刻半，至大寒日辰正之后四刻止。上见阳明燥金为之客，下临水位为之主。燥令行，余火内格，肿于上，咳喘，甚则血溢，寒气数举，则霜雾①翳，病生皮腠，内舍于胁下，连少腹而作寒中，地将易也，宜用苦温之药治其气尔。由是抑其运气，资其岁胜，折其郁发，先取化源，使暴过不生，苟疾不起。治六气之药，已布于前，调一岁之方，今附于后。

治甲子年五运六气，正一辅二奇方——附子汤。附子为正，味辛、甘，温、大热，有大毒。生犍为山谷及广汉。地胆②为之使，恶蜈蚣，畏防风、黑豆、甘草、黄芪、人参、乌韭③。炮微裂，去皮脐，用一两，剉。干姜为辅，味辛，温、大热，无毒。生犍为川谷及荆州、扬州。秦椒为之使，恶黄芩、黄连、天鼠粪。炮微裂，用半两，剉。术为辅，味苦、甘，温，无毒。生郑山山谷、汉中南郑。防风、地榆为之使，用半两，剉。上三味，哎咀，每服三钱，水一盏半，煎至八分，去渣，温服，不拘时候。谨对。

---

① 霜雾：原作"雾雾"，据《素问·六元正纪大论》改。
② 地胆：为芫青科短翅芫青属动物地胆和长地胆的全虫。辛，微温，有毒。有攻毒、逐瘀、消癥之功效。
③ 乌韭：为大叶金花草或小野鸡尾的别名。均有清热解毒、利湿、止血的功效。

卷　二

墨义三道

第一道

问①：太阳之政②奈何？

对：欲通天之纪，从地之理，和其运，调其化，使上下合德③，无相夺伦，天地升降，不失其宜，五运宣行，勿乖其政，调之正味，从逆奈何？岐伯曰：昭乎哉问也，此天地之纲纪，变化之渊源，非圣帝孰能穷其至理欤！臣虽不敏，请陈其道，令终不灭，久而不易。帝曰：愿夫子推而次之，从其类序，分其部主，别其宗司，昭其气数，明其正化，可得闻乎？岐伯曰：先立其年，以明其气，金木水火土运行之数，寒暑燥湿风火临御之化，则天道可见，民气可调，阴阳卷舒，近而无惑，数之可数者，请遂言之。帝曰：太阳之政奈何？谨对。

第二道

问④：一本云冲⑤。

对：《三十一难》曰：三焦者，何禀何生？何始何终？其治常在何许？可晓以不？然，三焦者，水谷之道路，气之所终始

---

① 问：此题出自《素问·六元正纪大论》。

② 太阳之政：指运气学说中六气太阳寒水值年时的气运变化及气象、物候、人体发病情况等。

③ 德：原作"得"，据《素问·六元正纪大论》改。

④ 问：此题出自《难经·三十一难》。

⑤ 冲：指足阳明胃经的气冲穴。

也。上焦者，在心下，下膈，在胃上口，主内而不出，其治在膻中，玉堂下一寸六分，直两乳间陷者是。中焦者，在胃中脘，不上不下，主腐熟水谷，其治在脐旁。下焦者，在脐下，当膀胱上口，主分别清浊，主出而不内，以传导也，其治在脐下一寸。故名曰三焦，其府在气街，一本云冲。谨对。

第三道

问：叶名蒿麻。

对：白芷，味辛，温，无毒。主女人漏下赤白，血闭，阴肿，寒热，头风侵目泪出，长肌肤，润泽，可作膏药面脂，润颜色。一名芳香①，一名白芷，一名𦼮，一名元，一名符离，一名泽芬。叶名蒿麻，可作浴汤。生河东②川谷下泽，二月八月采根，曝干。当归为之使，恶旋覆花。谨对。

脉义二道

第一道

问③：脉有三部，尺寸及关，荣卫流行，不失衡铨④。肾沉心洪，肺浮肝弦，此自经常，不失铢分？

对：荣卫通行于三部，合时令而衡铨不差，脏脉各显于一形，应平和而铢分不失。盖脉本无异，自关界而定尺寸之名，诊不自彰，依血气而为流行之用。气脉应期也，譬衡铨而合度，时诊相参也，无过减而有伦，以至肾沉心洪之脉，王⑤冬夏而

① 白芷……一名芳香：语本《神农本草经》卷二。
② 河东：战国时地名。今山西省境内。
③ 问：此题出自《伤寒论·平脉法》。
④ 衡铨：即铨衡。指衡量轻重的器具。此比喻法度、规则。
⑤ 王：通"旺"，旺盛。

自经常，肺浮肝弦之诊，王秋春而本平治。脉随脏异，无锱铢之差，时与脉期，无毫厘之失。然则三部者脉之位，荣卫者脉之源，五脏者脉之主，故动应参合，是为经常不失之脉矣。经曰："脉有三部，尺寸及关，荣卫流行，不失衡铨。肾沉心洪，肺浮肝弦，此自经常，不失铢分。"大意如此。且夫脉各有位，则不可以一概而求，诊各有形，则不可以一途而取。明于脉者，必有以定其部分之位，善于诊者，斯有以较其脉象之形。定于脉之部也，既当以究其脉之源；较于脉之形也，尤当以合其时之应。由是持诊之士，既能详陈于经脉之要，以之察病，则断无遗功矣。今也人法三才，形分三部，在于脉则亦有部分之殊，揣其关则可分尺寸之异。部既定，而脉不能以自动；位既分，而诊不能以自行。其动者，孰为之动？本荣血之周流；其行者，孰为之行？由卫气之运动。脉随时动，而脉之可准也，若衡而若铨；诊逐时迁，而脉之可期也，有经而有常。大率肾王冬而万物归根，故在脉者有沉潜之象；心王夏而品汇蕃秀，故在诊者有洪大之形；天气通肺，故秋则天高，而脉见于轻浮之象；木性合肝，春则木达，而诊应于微弦之体。察脏脉之应，见自经常而无铢分之差；较时脉之形，容惟平治而无毫厘之失。是知脉无定体，因其血气而不忒，脏有常形，即其时序而可验矣。何以言之？经曰："三部者，寸关尺也①。"又曰："荣行脉中，卫行脉外。"又曰："脉者，血之府②。"又曰："冬脉如营③。"又曰："立夏得洪大脉，是其本位④。"又曰："秋脉如毛。"又

卷二

二五

---

① 三部者……寸关尺也：语出《难经·十八难》。
② 脉者……之府：语出《素问·脉要精微论》。
③ 冬脉如营：语出《素问·玉机真脏论》。
④ 立夏……是其本位：语出《伤寒论·辨脉法》。

曰:"肝者,东方木,万物始生,气来软而弱,宽而虚,故脉为弦①。"以此推之,经者有常之脉,故必先知经脉,而然后知病脉矣。谨对。

第二道

问:脉滑曰病风②,又云滑者伤热③,一脉二病者何?

对:论滑脉之一体,即至数相参而有殊,究病证之两端,分风热为患而必异。盖滑则应于流利,脉乃本于阳邪,一呼三动,而一吸三动也,应滑脉则病于风;一呼四至,而一吸四至也,彰滑诊则伤于热。以滑为风也,故脉至则过于平人;以滑为热也,故诊应则倍于常数。即风比热,故风为阳而轻于热;即热较风,故热亦阳而甚于风。虽二证俱见于滑脉,故当参其至数而别焉。经曰:"脉滑曰病风,又云滑者伤热,一脉二病者何?"其义如此。抑尝求其审脉之要矣。盖切脉有法,虽以举按而察其形容,持诊之机,必以呼吸而纪其至数,两者参合,故无疑似之差,二者兼明,安有毫厘之失!且滑本流利之一脉,病分风热之两端。概而言之,虽脉象之一体,细而推之,实动应之两途,何哉?风性善行,感于风而滑脉必见;热性淖溢,伤于热而滑脉遂彰。以滑脉而皆阳也,推至数而别于多寡;以风热而皆阳也,参性用而分于轻重。风轻于热,故风脉之滑也,呼吸各三动而尺不热;热重于风,故热脉之滑也,呼吸各四至而病欲甚。傀④但求于滑脉之形,不别于动应之数,则未免以风为热,而方治永乖,以热为风,而危殆立至矣。何以明之?

---

① 肝者……故脉为弦:语本《素问·玉机真脏论》。
② 脉滑曰病风:语本《素问·平人气象论》。
③ 滑者伤热:语出《难经·十四难》。
④ 傀:当归草堂本作"傥"。同"傥"。

《内经》①曰："人一呼脉三动，一吸脉三动而躁，尺热曰病温，尺不热，脉滑曰病风。"又《难经》②曰："一呼四至，一吸四至，病欲甚，脉洪大者，苦烦满；沉细者，腹中痛；滑者伤热。"又云："滑者阳也。"又《脉经》③曰："滑脉，往来前却流利，展转替替然，与数相似。"即是观之，滑脉则一，为病则二，苟非至数而别，则何自而别哉！谨对。

大义三道④

第一道

问⑤：寒暑燥湿风火，在人合之奈何？其于万物何以生化？

对：论六气之在人，既欲以明其参符之理，究六气之在物，尤当以审其生化之源。盖均是气也，则神妙贯于三才，无所不存；均是形也，则气用寓于万物，无所不在。察其气之所布，故始则自乎天，即其人之所合，故用则参乎气。以人验天，既有符合之自然；以气在物，亦有生化之常道。如风气通肝之类，莫非在人之所合；如风木生酸之属，岂非在物之所化。肝与木合，即同气之相感，酸本木化，亦同气之相求。是知六气周流，而靡所不至，故人气从之，而万物由之也。经曰："寒暑燥湿风火，在人合之奈何？其于万物何以生化？"其意若此。原夫天阳积气以昭乎上，地阴积形以位乎下，气形相感，则群品各得禀其和，上下交通，则人物各得抱其气。所以善言天者，必以人

---

① 内经：指《素问·平人气象论》。
② 难经：指《难经·十四难》。
③ 脉经：指《脉经》卷一。
④ 大义三道：此上原有"又"字，据目录删。
⑤ 问：此题出自《素问·五运行大论》。

而验，善言气者，必以物而彰。且天为阳而化气，故六气之用，则自乎天而布于宇宙之间；地为阴而成形，故五行之用，则本乎气而散于橐籥之内。风寒者，木水之气，故风寒在下，而必应于人；燥热者，金火之化，故燥热在上，而亦合于体。至于湿气居中，与人气之相应，相火游布，与人气之相参。人之所生者，固有以合乎此，物之所化者，亦岂有以外乎此哉！今夫风寒在下，则合于人之肾肝，故风合肝而寒合肾矣。燥热在上，则应于人之心肺，故燥应肺而热应心矣。中州者，脾之脏，与湿①气相符而在中。三焦者，气之源，与相火相参而游布。气之在人，既有吻合之异，气之在物，亦有生化之殊。风则生木而化酸，是曰曲直作酸矣；热则生火而化苦，是曰炎上作苦矣；金本燥而生辛，莫非从革之所作；水本寒而化咸，岂非润下之所生；湿化乎土，故土有稼穑之名，土生于甘，故甘为稼穑之用。在于人身也，无一不与气之所符，形于万物也，无一不禀气之所化。总而论之，凡拘于形者，未尝不合于气之用；泛而言之，凡囿于物者，未尝不赖于气之和。夫如是人钟五行之秀，物禀五行而生，故不能有外于六气之用矣。考之于经，有曰："在天为气，在地成形，形气相感而万物化生矣②。"又曰："寒暑燥湿风火，天之阴阳也，三阴三阳上奉之③。"又曰："气交之分，人气从之，万物由之④。"又曰："风寒在下，燥热在上，湿气在中，火游行其间⑤。"又曰："善言天者，必有验于

① 湿：原作"混"，按脾为土脏，与湿气相应，故改。
② 在天……化生矣：语出《素问·天元纪大论》。
③ 寒暑……上奉之：语出《素问·天元纪大论》。
④ 气交之分……万物由之：语出《素问·六微旨大论》。
⑤ 风寒在下……游行其间：语出《素问·五运行大论》。

人①。"又曰："善言气者，必有彰于物②。"即此言之，至神变化，贯于③三才，而无所不有矣。谨对。

第二道

问④：风者，百病之长也，至其变化，乃为他病。

对：风本百病之先，其用则善行而无定，邪流诸经之内，为病则变化而不常。盖神本妙用而难明，风即神化而莫测，其邪易中，故作病也，有为先为长之称；其用无方，故生疾也，有或变或化之用。苟客于脉而不去，则变为疠风之属；倘伤于表而入传，则变为肠风之类。以数变而不可胜穷，为他病而不可胜极。夫何故风无常方而靡所不在，性本务动而无所不有，斯为百病之先，变他证而不同矣。经曰："风者，百病之长也，至其变化，乃为他病。"大义如此。原夫论病而不论邪，与不论等；察邪而不察变，与不察同。惟能观邪变之因，故能明病势之理。今也风本无体，因阳气之使然；用本无迹，赖神化之所致。逢虚入凑也，先百病而乃有；投间易容也，长众疾而为最。至其邪数变而数化，故其病异种而异端。脉风不已，因变而疠风以成；外邪不除，因传而肠风以作。或在于外而为寒热，或舍于里而传于脏腑。以至风杂寒湿，为诸痹之不一；风兼寒邪，为诸疟之不同。以风与湿之俱伤，故为风湿之病；以风与热之并客，故为风温之名。自风邪之变化，为他病之形状者，何故哉？风无常定之方，则其用之莫测；风本八方之气，则其性之不常。用之难测，故作病而为先；性之不常，故传化而乃异。

---

① 善言天者……验于人：语本《素问·气交变大论》。
② 善言气者……彰于物：语本《素问·气交变大论》。
③ 于：原无。据当归草堂本、六艺书局本补。
④ 问：此题出自《素问·风论》。

然则风气飘扬而无所不有，故变病而弗能拘矣。以经证之，脉风成为疠①。又云："风寒客于脉而不去，名曰疠风②。"又云："风成为寒热③。"又云："风寒湿三气杂至，合而为痹④。"又曰："疟者，风寒之气不常也⑤。"又曰："风者百病之始也⑥。"又曰："风是四时之气，分布八方⑦。"由是推之，风非一定之邪，固有如斯之变矣。谨对。

第三道

问⑧：与道合同？

对：与道为一谓之合，与道无间谓之同。盖道本难名也，惟能合之则极，浑融于难名之中；道本无形也，惟能同之则妙，运用于无形之表。故道其可道，而有非常之道，故人非常人，而乃至真之人。然则与道合同者，实无心于合同，而自然合同也。经曰与道合同，其意若此。夫用智以求道，则道愈昧而不明；有心于求道，则道愈远而莫见。惟真人也，非求以合之，而不期合而自合，非求以同之，而不期同而自同。敛此道于毫芒之细，而未尝有余，散此道于宇宙之间，而未尝不足。恍兮惚兮，又孰知道之非我，而我之非道？杳兮冥兮，亦不知身之在道，而道之在身。隐见莫测，契于至理而不可名，出入无间，

---

① 脉风成为疠：语出《素问·脉要精微论》。

② 风寒……名曰疠风：语出《素问·风论》。

③ 风成为寒热：语出《素问·脉要精微论》。

④ 风寒湿……合而为痹：语出《素问·痹论》。

⑤ 疟……风寒之气不常也：语出《素问·疟论》。

⑥ 风者百病之始也：语出《素问·生气通天论》。

⑦ 风……分布八方：语出《诸病源候论》卷一。

⑧ 问：此题出自《素问·六微旨大论》。原文谓："与道合同，惟真人也。"

齐于妙用而不可喻。提挈天地，则妙天地不言之化，把握阴阳，则极阴阳不测之神。以吾道为有，则本虚而本无，以吾道为无，则随寓而随有。达地通天，而了无余物，自顶至踵，而无非此真。由是观之，则道之外，岂复有所谓真人者乎？亦强名之曰"道"，可也。下文曰："惟真人也。"又王氏①曰："真人之身，隐见莫测，出入天地内外，顺道至真以生。"又《上古天真论》曰："提挈天地，把握阴阳。"以是数者言之，则真人岂非与道合同者乎？谨对。

论方一道

问：假令仲景《伤寒论》云：太阳病，下之，其脉促，不结胸者，此为欲解也。脉浮者，必结胸。脉紧者，必咽痛。脉弦者，必两胁拘急。脉细数者，头痛未止。脉沉紧者，必欲呕。脉沉滑者，挟②热利。脉浮滑者，必下血。窃详治伤寒之法，汗下之后，其脉静者为病已解。今云太阳病，下之后，其脉促者，此为欲解。复有太阳桂枝一证，医反下之，脉促者，表未解也③。两证俱属太阳，皆言下后脉促，一云欲解，一云未解，理何如哉？又本经云：阳盛则促④，此皆病脉也。大抵促非平脉，今云欲解者，必有说焉。余者七脉，皆为下后之病脉，独以促脉为欲解者，未审立法之意何如？请陈其论。

对：促脉内见，明因下反下之源，表证外存，别欲解未解之候。盖太阳为病，形表受邪，因攻下而表证未除，致里虚而

---

① 王氏：即王冰。

② 挟：明·赵开美本《伤寒论·辨太阳病脉证并治》作"协"。

③ 医反下之……表未解也：语本《伤寒论·辨太阳病脉证并治》。

④ 阳盛则促：语出《伤寒论·辨脉法》。

外邪遂入。脉促而无结胸者，知阳盛胜阴而欲解；脉促而兼下利者，知阳盛表邪之尚存。一则无里证而言，一则兼里证而论，不可一概而推之也。今观前问，假令仲景《伤寒论》云：太阳病，下之，其脉促，不结胸者，此为欲解也。脉浮者，必结胸。脉紧者，必咽痛。脉弦者，必两胁拘急。脉细数者，头痛未止。脉沉紧者，必欲呕。脉沉滑者，挟热利。脉浮滑者，必下血。窃详治伤寒之法，汗下之后，其脉静者为病已解。今云太阳病，下之后，其脉促者，此为欲解。复有太阳桂枝一证，医反下之，脉促者，表未解也。两证俱属太阳，皆言下后脉促，一云欲解，一云未解，理何如哉？又本经曰：阳盛则促，此皆病脉也。大抵促非平脉，今云欲解者，必有说焉。余者七脉，皆为下后之病脉，独以促脉为欲解者，未审立法之意何如？请陈其论。尝谓百病之急，伤寒是①先。施治合宜者，犹有他证之增，汗下乖理者，诚有诸证之变。虽脉候相同乎一诊，然本源则究乎两端，何哉？邪伤形体之表，病先太阳之经，用药不散其外邪，攻下反虚其里气。虽阳气偏盛，见促脉而相似，然表里有证，分解利而不同。且如太阳病下后，脉促，不结胸，为欲解者，盖阳气太盛，促脉遂彰，无结胸硬痛之乖，因阳气胜阴之致，所以为欲解者，以阳盛胜阴，不作结胸而解也。又如太阳桂枝证，反下之，而脉促为未解者，盖风邪外中于形表②，解肌当行于③桂枝，反施攻下之方，复见促脉之诊，里气既虚，致下利之不止，促脉既见，知表邪之尚隆，所以为病未解者，以阳盛里虚，复兼下利之证也。由是推之，前证脉促为欲解，以其

---

① 是：六艺书局本作“为”。
② 形表：六艺书局本作“肌表”。
③ 行于：六艺书局本作“用”。

里虚，邪入当作结胸，今不结胸者，以其无证候而知也。后证脉促为未解，以其表邪尚盛，下利不止，今反脉促者，以其有证而明也。又况下后，七脉病匪①一端。脉浮者，邪结上焦，必为结胸；脉紧者，邪传少阴，必为咽痛；弦脉内彰，太阳传少阳之分，少阳受病，两胁有拘急之形；细数者，邪未传里，故有头痛；沉紧者，胃实上攻，故为欲呕；沉滑者，血胜气虚，必挟热而下利；浮滑者，气虚血胜，必下血而无时。是皆下后之未解，各随脉候而病生。以是而知，不结胸而欲解者，无里证也；利不止而未解者，有里证也。一则阳盛而胜于里阴，一则阳盛而带于里证，故前证独以促脉为欲解，以无结胸而论也。所以本注②云："太阳病，下之后，脉促，胸满者，桂枝去芍药汤主之③。"审乎此，则不结胸者为欲解，明矣。又注曰："促为阳胜，虽下利而脉促者，知表未解也④。"是知阳胜反下，其证则一，阳盛脉促，其诊复同，有里证则未痊，无里证则向解，学者当深察而明辨之。谨对。

假令二道

第一道

问：假令风经五脏恍惚候⑤，目即节气，当得何脉？本因是何脏腑受病？发何形候？即今宜用是何方药调理？设有变动，

---

① 匪：犹非。表示否定判断。《广雅·释诂》："匪，非也。"
② 本注：疑为"本经"或"本论"之讹。
③ 太阳病……桂枝去芍药汤主之：语出《伤寒论·辨太阳病脉证并治》。
④ 促为阳胜……表未解也：语出《注解伤寒论·辨太阳病脉证并治法》。
⑤ 风经五脏恍惚候：见《诸病源候论》卷二。

又当随脉如何救疗？各须引本经为证，及本草逐药主疗、所出州土、性味、畏恶、正辅、佐使、重轻、奇偶及修制之法、处方，对答。

对：脏气不足，致风邪之所经，神气不安，斯恍惚而为候。盖脏守于中，气行于外，脏实则外气亦实，故邪莫能伤。脏虚则外气亦虚，故风乃从入，使肝心脾肺肾之受邪，致魂神意魄志之为病。风经于脏，而脏无所安，故恍恍惚惚之无定；邪干于神，而神乖所守，故昏昏愦愦之不宁。此皆风经于五脏，故为恍惚之候也。目即春阳应至，气序发陈，天地由是而氤氲，肝木于兹①而适王，脉应微弦，乃肝经应时之平脉也。经曰春脉如弦②是也。今则不然，切之于脉，阳部彰紧急之形，持之于诊，阴部应徐缓之象，即脉求病，故知风邪入经于五脏之间矣。经曰："阴缓阳急者，表有风来入脏也③。"本因脏气虚衰，外经不足，风邪既得以侵凌，神藏乃为于变病，其状忓忓忪忪而不能以自安，恍恍惚惚而不能以自已者，是其候也。何则？巢氏曰："五脏处于内，而气行于外，脏气实者，邪不能伤，虚则外气不足，风邪乘之。然五脏心为神，肝为魂，肺为魄，脾为意，肾为志。若风气经之，是邪干于正，故令恍惚④。"详此之证，邪气虽干于五脏，病势未显于至危，用奇方则犹可为效也。宜用正一辅二奇方茯神汤。以茯神一味为主病之正，以防风、远志二味为佐正之辅，三味合而服之，使风邪却散，神气

---

① 兹：即此。
② 春脉如弦：语出《素问·玉机真脏论》。
③ 阴缓阳急……风来入脏也：语出《脉经》卷五。
④ 五脏处于内……故令恍惚：语出《诸病源候论》卷二。

安宁，脏得镇守之和，神无泪乱①之候者，是其药之效也。设若纵意违师，忽于微而不疗，信巫拘鬼，自于浅而及深，邪气日益，五脏有虚衰之理，病势愈甚，神气有荡散之忿。始则恍惚而无所定，今则奄忽而不知人，喉中噫然而有声，舌本强硬而不语者，则知病变为风癔之候。复诊其脉，既浮而且迟者，是脉病之相应也。经曰："浮则为风②。"又曰："迟者脏也③。"又巢氏曰："风邪之气，若先中于阴，病发于五脏者，其状奄忽不知人，喉里噫噫然有声，舌强不能言④。"再详此证，邪气甚于前时，病势重于往日，用奇方而弗及，施偶制而可效。经曰："奇之不去则偶之⑤。"宜用正二辅四偶方附子独活汤。以附子、独活二味为正，以防风、桂枝、干姜、甘草四味为辅，六味合而服之，使风邪散释，五脏安平，精神俱治，而无昏塞⑥之证，舌本运用，无强急之形，故风癔之候必获愈矣。大抵病有轻重，方有奇偶，轻则治宜于奇，重则疗宜以偶，此绳然⑦之不可紊也。

　　谨按：本草逐药主疗及修制之法，处奇偶二方，列之于后。

　　治假令风经五脏恍惚候，正一辅二奇方茯神汤。茯神为正，味甘，平。疗风止惊悸，安魂魄，养精神。生泰山山谷大⑧松下。马蔺为之使，恶白薇，畏牡蒙、地榆、雄黄、秦艽、龟甲。

---

　　① 泪乱：疑为"汨乱"之误。汨乱，即扰乱。当归草堂本、六艺书局本均作"治乱"。
　　② 浮则为风：语出《伤寒论·辨太阳病脉证并治》。
　　③ 迟者脏也：语出《难经·九难》。
　　④ 风邪之气……舌强不能言：语出《诸病源候论》卷一。
　　⑤ 奇之不去则偶之：语出《素问·至真要大论》。
　　⑥ 昏塞：六艺书局本作"昏蒙"。
　　⑦ 绳然：六艺书局本作"绳准"。
　　⑧ 大：原作"丈"，据当归草堂本、六艺书局本改。

去膜，用一两，剉。防风为辅，味甘、辛，温，无毒。主风邪。生沙苑①川泽及邯郸、琅琊、上蔡。恶干姜、藜芦、白蔹、芫花。去义枝，用半两。远志为辅，味苦，温，无毒。主定心气，止惊悸。生泰山及冤句川谷，畏珍珠、藜芦、蜚蠊②、文蛤。去心，用半两，甘草水煮，焙干。上三味，㕮咀，每服三钱，水一盏半，煎至八分，去柤，温服，不拘时候。

　　治假令变证风癔候，正二辅四偶方附子独活汤。附子为正，味辛、甘，温，大热，有大毒。主风寒。生犍为山谷及广汉。地胆为之使，恶蜈蚣，畏防风、黑豆、甘草、黄芪、人参、乌韭。炮制去皮脐，用二两。独活为正，味辛、甘，平，微温，无毒。主风寒所击。生雍州川谷或陇西、南安。豚实③为之使。用二两。防风为辅，味甘、辛，温，无毒。主风邪。生沙苑川泽及邯郸、琅琊、上蔡，恶干姜、藜芦、白蔹、芫花。去义枝，用一两。桂枝为辅，味辛、甘，大热，有小毒。利肝肺气，宣导百药，无所畏。生桂阳。去粗皮，用一两。干姜为辅，味辛，温、大热，无毒。逐风邪。生犍为川谷及荆州、扬州。秦椒为之使，恶黄连、黄芩、天鼠粪。炮微裂，用一两。甘草为辅，味甘，平，无毒。主五脏六腑寒热邪气。生河西川谷积砂山及上郡。术、干漆、苦参为之使，恶远志，反大戟、芫花、甘遂、海藻。微炙，用一两。上六味，㕮咀，每服五钱，水二盏，煎至一盏，去柤，温服，不拘时候。谨对。

---

　　① 沙苑：地名。在陕西大荔县南，临渭水。
　　② 蜚蠊：蟑螂的别名。咸，寒。有散瘀、化积、解毒之功效。
　　③ 豚实：疑为蠡实之讹。蠡实，味甘，平。主皮肤寒热，胃中热气，寒湿痹，坚筋骨，令人嗜食。久服轻身。

第二道

问：假令贼风候①，目即节气，当得何脉？本因是何脏腑受病？发何形候？即今宜用是何方药调理？设有变动，又当随脉如何救疗？各须引本经为证，及本草逐药主疗、所出州土、性味、畏恶、正辅、佐使、重轻、奇偶及修制之法、处方，对答。

对：风不从乡，是为窃害之邪，人感作疾，斯为贼风之候。盖时当冬至，风忽②南来，邪有为虚之名，风有急疾之势，非时而至，故能残害于冲和，非乡而来，必至贼伤于正气。其伤人也，但痛而不可按抑，其害体也，因痛而不能运用，内则骨解而作痛，外则身冷而欲熨，此则贼风，故使然矣。目即春首，发陈之时，弦者平和之脉。经曰春胃微弦曰平③，今也不然，切之于脉，反彰浮大之形，持之于诊，复兼紧急之象。经曰："浮则为风。"又曰："大则邪至④。"又曰："紧则为痛⑤。"又曰："紧则为寒⑥。"本因冬至之日，受南方虚风，疾证之形，在骨节而冷痛，故其状骨痛而身冷者，是其候也。何则？巢氏曰："贼风者，谓冬至之日，有疾风从南方来，名曰虚风。此风至能伤害于人，故言贼风也。其伤人也，但痛不可得按抑，不可得转动，痛处体卒⑦无热。伤风冷则骨解深痛，按之乃应骨

① 贼风候：见《诸病源候论》卷一。
② 忽：当归草堂本此后有"从"字。
③ 春胃微弦曰平：语出《素问·平人气象论》。
④ 大则邪至：语出《素问·离合真邪论》。
⑤ 紧则为痛：语出《金匮要略·水气病脉证并治》。
⑥ 紧则为寒：语出《伤寒论·辨脉法》。
⑦ 卒：终了。

痛也。但觉身内索索①冷，欲得热物熨痛处即小宽，时有汗②。"
详此之证，邪虽在骨而疼痛，体卒无热而喜温，病势未重，奇
方可行。经曰："君一臣二，奇之制也。"宜用正一辅二奇方独
活汤。以独活一味为主病之正，以附子、干姜二味为佐正之辅，
三味合而服之，使风冷外除，骨痛内已，身体向温，而转动自
和者，是其愈也。设若医士执方而无权，病者纵意而勿药，致
邪气内盛而传变不常，热气复伤而相搏不已，加之湿冷并袭，
风热交击，始则疼痛而在骨，今则附骨而成疽，皮肉微急而
洪③肿如肥，痹痛不随而肢节难动，则知病变为附骨疽矣。复
诊其脉，弦洪相薄者，此其应病之诊也。经曰："诊其脉，弦洪
相薄，外急内热，欲发痈疽④。"巢氏曰："遇风热气相搏，乃
变附骨疽也⑤。"又曰："附骨疽者，由当风入骨解⑥，风与热相
搏，复遇冷湿，或秋夏露卧，为冷所折，风热复结壅遏，附骨
成疽⑦。"再详此证，荣血壅溃而为脓，疽疮附骨而为痛，邪气
留连，病势深重，非奇方之可用，必偶制而治之也。经曰："君
二臣四，偶之制也。"宜用正二辅四偶方木香连翘汤。以木香、
连翘二味为正，以黄芪、芍药、防风、甘草四味为辅，六味合
而服之，俾血气流行，痈脓溃散者，是其药之效矣。吁！病有
轻而有重，方有奇而有偶，故轻则治之以奇方，则不至失之于
太过；重则治之以偶方，则不至失之于不及。要在审其病而施

---

① 索索：恶寒战栗貌。
② 贼风者……时有汗：语出《诸病源候论》卷一。
③ 洪：当归草堂本、六艺书局本均作"红"。
④ 诊其脉……欲发痈疽：语本《诸病源候论》卷三十二。
⑤ 遇风热气……附骨疽也：语出《诸病源候论》卷一。
⑥ 骨解：指骨关节部位。
⑦ 附骨疽者……附骨成疽：语本《诸病源候论》卷三十三。

其药，则世无不愈之患。

谨按：本草逐药主疗及修制之法，处奇偶二方，列之于后。

治假令贼风候，正一辅二奇方独活汤。独活为正，味辛、甘，平，微温，无毒。疗诸贼风，百节痛。生雍州川谷或陇西、南安。豚实为之使。用一两。附子为辅，味辛、甘，温、大热，有大毒。主风寒。生犍为山谷及广汉。地胆为之使，恶蜈蚣，畏防风、黑豆、甘草、黄芪、人参、乌韭。炮裂，去皮脐，用半两。干姜为辅，味辛，温、大热，无毒。主风邪。生犍为川谷及荆州、扬州。秦椒为之使，恶黄连、黄芩、天鼠粪。炮，用半两。上三味，㕮咀，每服三钱，水一盏半，煎至八分，去柤，温服，不拘时候。

治假令变证附骨疽候，正二辅四偶方木香连翘汤。木香为正，味辛，温，无毒。主邪气，行药之精。生永昌山谷。用二两。连翘为正，味甘，平，无毒。主痈恶疮。生泰山山谷。用二两。黄芪为辅，味甘，微温，无毒。主痈疽。生川郡山谷、白水、汉中。恶龟甲。去芦头，用一两。芍药为辅，味苦、酸，平、微寒，有小毒。主邪气，顺血脉。生中岳川谷及邱陵。须丸①为之使。用一两。防风为辅，味甘，平、温，无毒。主风行周身，骨节疼痛。生沙苑川泽及邯郸、琅琊、上蔡。恶干姜、藜芦、白蔹、芫花。去义枝，用一两。甘草为辅，味甘，平，无毒。主寒热邪气。生河西川谷积砂山及上郡。术、干漆、苦参为之使，恶远志，反②大戟、芫花、甘遂、海藻。微炙，用一两。上六味，㕮咀，每服五钱，水二盏，煎至一盏，去柤，

---

① 须丸：代赭石的别名。丸，原作"元"，据《本草纲目》卷十四引"徐子材曰：须丸为之使"改。

② 反：原作"及"。据《证类本草》卷七改。

温服，不拘时候。谨对。

运气一道

问：乙丑年，五运六气所在、所宜、处方为对？

对：太极初判，开五运以更迁，升降才分，列六气而为纪。清浊既分于天地，岁运皆禀于阴阳，过减相因，迎随相继。是以阳年太过，法阳道之常饶；阴年不及，配阴道之常乏。即上下加临之相参，别天符、岁会之有异。考之者必究于年辰，验之者必推于支干。其平也，民物有康阜之祥；其变也，民物有衰病之眚。自非先圣，更相问难，则运气之奥，何自而明哉？经曰"先立其年，以其明其气①"者，正谓是欤。今观乙丑之年，上见太阴湿土司天，中行少商金运，下临太阳寒水在泉。是岁也，金运统岁，运行阴干，谓之不及之年，命曰从革之纪，是谓折收，收气乃后，生气乃扬，长化合德，火政乃宣，庶类以蕃，其气扬，其用躁切，其动铿禁瞀厥，其脏肺，其病嚏咳、鼽衄②。详此之岁，乃同寒者以热化，宜用温热之药，治其一岁之过愆。夫天气运动而不息，则为之客，地气应静而守位，故为之主，左右间气以显于中，上下加临以布于内。且初之气，自甲子岁大寒后，至乙丑岁春分六十日有奇，上见厥阴风木为之客，下临木位为之主。地气迁，寒乃去，春气正，风乃来，生布万物以荣，民气条舒，风湿相薄，雨乃后。民病血溢、筋络拘强、关节不利、身重筋痿，宜用辛凉之药，治其气之过耳。二之气，自春分至小满六十日有奇，上见少阴君火为之客，下

---

① 先立其年……明其气：语出《素问·六元正纪大论》。
② 从革之纪……鼽衄：语本《素问·五常政大论》。

临火位为之主，大火正，物承化，民乃和，其病温厉盛行，远近咸若，湿薰①相薄，雨乃时降，宜用咸寒之药，治其气之过耳。三之气，自小满至大暑六十日有奇，上见太阴湿土为之客，下临火位为之主，天政布，湿气降，地气腾，雨乃时降，寒乃随之。感于寒湿，则民病身重、胕肿、胸腹满，宜用苦热之药，治其气之过耳。四之气，自大暑至秋分六十日有奇，上见少阳相火为之客，下临土位为之主，畏火临，溽②蒸化，地气腾，天气否隔，寒风晓暮，薰热相薄，草木凝烟，湿化不流，则白露阴布，以成秋令。民病腠理热、血暴溢、疟、心腹满热、胪胀③，甚则胕肿，宜用咸冷之药，治其气之过耳。五之气，自秋分至小雪六十日有奇，上见阳明燥金为之客，下临金位为之主，惨令已行，寒露下，霜乃早降，草木黄落，寒气及体，君子周密，民病皮腠，宜用苦温之药，治其气之过耳。终之气，自小雪至大寒六十日有奇，上见太阳寒水为之客，下临水位为之主，寒大举，湿大化，霜乃积，阴乃凝，水坚冰，阳光不治④。感于寒，则病人关节禁固，腰脽痛，寒湿推⑤于气交而为疾也，宜用甘热之药，治其气之过耳。由是必折其郁气，而取化源，使暴过不生，苛疾不起。

治六气之药已布于前，调一岁之方今附于后。

治乙丑年五运六气，正一辅二奇方附子汤。附子为正，味辛、甘，温、大热，有大毒。生犍为山谷及广汉。地胆为之使，

---

① 薰：同“熏”。《素问·六元正纪大论》作“蒸”。

② 溽：原作“郁”，据《素问·六元正纪大论》改。

③ 胪胀：即腹胀。

④ 治：原作“治”，据当归草堂本与《素问·六元正纪大论》改。

⑤ 推：原作“持”，据《素问·六元正纪大论》改。

恶蜈蚣，畏防风、黑豆、甘草、黄芪、人参、乌韭。炮微裂，去皮脐，用一两。术为辅，味①甘，温，无毒。生郑山山谷、汉中南郑。防风、地榆为之使。用半两。干姜为辅，味辛，温、大热，无毒。生犍为川谷及荆州、扬州。秦椒为之使，恶黄连、黄芩、天鼠粪。炮，用半两。上三味，㕮咀，每服三钱，水一盏半，煎至八分，去柤，温服，不拘时候。谨对。

---

① 味：此后原衍"平"字，据当归草堂本删。

卷　　三

大义五道

第一道

问①：肝气通于目，目和则知黑白矣？

对：肝脏内隐，既目窍之上通，精华外和，斯黑白之俱辨。盖脏不自通于窍，本气用而相关，目不自司于视，由脏和之所致。色泽固易见也，气不通，则目不能以有见；黑白固易知也，气不和，则目不能以有知。如瞻视之际，判然无淆混之差，眉睫之间，了然无纤毫之惑。自非内则因脏气之通达，外则本精华之滋充，又安能别其黑白者哉！经曰："肝气通于目，目和则知黑白矣。"大意若此。尝谓天有两曜②，则无物不归乎照临；人有双眸，则有象悉由于明辨。且两曜非自明，其所以能明者，宗阴阳之精气；双眸非自视，其所以能视者，本肝气之上关。是以肝液为泪，魂居舍荣，目有泪管也，岂非肝气之相通？肝主血轮也，无非目窍之相应。肝经无病，则气通于目，而目有以自和；魂脏不衰，则气关于眼，而眼得以明视。自内及外，而脏气贵乎相通，因通致和，而精明宜其不失。如豕③膏乌羽之异，目和则晓然可知；若煤炲枯骨之殊，精明则显然可见。以其大不相侔者，黑白之容；细无不烛者，眼目之鉴。肝气不

---

① 问：此题出自《难经·三十七难》。
② 两曜：指日、月。
③ 豕：原作"豕"，据当归草堂本改。

可以不和，而和之则无病；身鉴不可以不修，而修之则不昏。使其不修，虽离娄①不能以逞其明；如其得和，虽师旷②复可以辨其色。夫精明者，所以视万物，苟或以长为短，以白为黑，如是则精明已衰，又安有肝气通目之和哉？经有曰："肝受血而能视③。"又《圣济经》曰："目和而视五色，其所以然者，脏气之所自通也。"又曰："眼者，身之鉴也，常居欲频修。"又上文曰："五脏者，当上关于九窍也。"又经曰："入肝为泪。"又曰："在脏为肝。"继之曰："在窍为目。"以此而知，肝目既和，黑白乃分，黑白既分，则天下之色无所不察也。谨对。

第二道

问④：司岁备物，则无遗主矣？

对：物当司岁，气味纯全而不亏，药备专精，主用无遗而有准。盖药物固非于一品，性味不越于五行。气司于岁也，分天地之所产，物专其精也，别气味之所育。如少阴司天为热化，在泉为苦化；太阳司天为寒化，在泉为咸化。届少阴之主年，专采苦热之药；值太阳之直岁，悉备咸寒之味。收贮为药，气味既纯而既全，制用为方，治疗无遗而无略。倘或非于司岁，则质同而性异；乖于采摘，乃物是而岁非，徒有疗疾之名，永无必愈之效。求无遗略，安可得乎？经曰："司岁备物，则无遗主矣。"其意若此。原夫天地散精，动植均赋。金石草木皆药

---

① 离娄：传说中的视力特强的人。《孟子·离娄上》："孟子曰：'离娄之明，公输子之巧，不以规矩，不能成方圆。'"焦循《孟子正义》："离娄，古之明目者，黄帝时人也。黄帝亡其玄珠，使离朱索之。离朱，即离娄也，能视于百步之外，见秋毫之末。"

② 师旷：此处喻指盲人。

③ 肝受血而能视：语出《素问·五脏生成》。

④ 问：此题语出《素问·至真要大论》。

也，未尝不禀于五行，羽毛鳞介亦药也，岂能外质于六气？在气者，既分司岁之主，育物者，斯别专精之化。圣人备药，要当谨候于年辰，前贤已疾，惟务收采于药物。且如子午之年，少阴司天，故性热之药，得天气之专精；卯酉之岁，少阴在泉，故味苦之药，得地气之纯正。辰戌则太阳司天，所以寒化而纯全；寅申则厥阴在泉，所以咸化而浓厚。岂司天在泉之若是，在余岁主气之亦然。当其司岁，则气味厚而性用躁，值其主年，则治保多而力化深。取以候岁，收贮于防闲之日，将以疗疾，施用无遗略之功。故推司岁于先，明收采于后，分六气循环之用，审百药气味之宜，惟务司岁之专精，弗取非年之散气。不惟味专而气足，斯亦功的而效全。夫如是备物司岁，施用无遗失者，自非深明年辰之主①，又安能臻于是哉？考之于经，则下文所谓："天地之专精也。帝曰：司气者何如？岐伯曰：司气者主岁同，然有余不足也。帝曰：非司岁物，何谓也？岐伯曰：散也，故质同而异等也。气味有薄厚，性用有躁静，治保有多少，力化有浅深，此之谓也②。"由此推之，治病之工，固当谨候于岁，宜司岁之药，要必采摘于暇日，故治病鲜有不愈者矣。谨对。

第三道③

问④：凡钩割及用针，不得在旦？

　　对：举外治以疗目，施钩割用针之法，虑内虚以晕闷，禁

---

① 主：当归草堂本作"士"。
② 天地之专精……此之谓也：语出《素问·至真要大论》。
③ 第三道：原作"又大义第一道"，据目录律齐。原"第二道"、"第三道"改为"第四道"、"第五道"。
④ 问：此题出自《太平圣惠方》卷三十二。

阳升在旦之时。盖赤脉贯于两眦，瘜肉生于双眸，非钩割取尽而曷除，匪火针断熨而难愈。施之务戒于非时，用之当避于平旦。寅朝则饮食未进，五脏皆虚，平旦则人气方生，诸经未盛。其法勿施于斯时，恐脏虚而晕闷；其治宜禁于此际，虑形弱而颠跻。然则圣人特戒于在旦，而不忌于他时者，盖以平旦非钩割针刺之际也。经曰："凡钩割及用针，不得在旦。"其意如此。尝谓眼者身之鉴，治之各有其法；明者身之宝，疗之亦有其时。且用针之常，尚无刺于太饥，矧治目之要，岂不戒于在旦。是故朝主甲乙而属木，木则入通于肝经，寅主平旦而属阳，阳则方升于木位，饮食未进，正五脏之气皆虚，经脉未隆，非九针之法当用。盖眼之为窍，轻膜裹水而不耐纤埃；目之为用，精华受血而不容少损。轻则以药石而获安，重则用钩针而方愈。今也因两眦赤脉之贯，致双眸瘜肉之生，捨钩割而弗去，匪针熨而莫除。扶之正定而勿倾其首，钩之令起而使离其珠，割以铍针而尽去淫肤，熨以火针而断除赤脉，乃知瞳人甚薄，当于稳审，神水易伤，务于详缓。原赤脉瘜肉之证，多是虚人，而针割火熨之法，特忌在旦明。所以然者，斯时腹空，虑其昏闷，医科于此，可不谨诸？至于水谷入胃，输精在脾，腑脏充盈，经络滋盛，则钩割针刺，随其患之浅深，而神水瞳人，不至于忧其损失，岂有治之过欤？上文①曰："眼若两眦头有赤脉及瘜肉者，宜钩起，以铍针割取令尽。"下文曰："旦则腹空，五脏皆虚，即晕闷便倒，亦须著人扶头。若有此候，皆是虚弱之人。"由是推之，钩割针镰，诚为治目之要法矣。谨对。

---

① 上文：与此后"下文"均指《太平圣惠方》卷三十二。

第四道

问①：阴阳之气，清静则生化治？

对：阴阳运布，既清而有常，气候调平，故生化而自治。盖阳动于岁半之前，则积温至于暑；阴动于岁半之后，则积凉至于寒。随时迭运，本来往以相推，顺序递迁，皆安平而叶应②。故气候有清静之理，则生化有调治之常，是皆二气之相和，人物各得其分也。《内经》曰："阴阳之气，清静则生化治。"大意如此。且夫太极奠位于天地，一元肇判于阴阳，论人物之附丽，虽两仪覆载之功，究人物之化生，实阴阳斡运之德。今夫气分四序，化应群生，阳用事于岁半之前，则始于温而盛于暑，播于春夏之时；阴用事于岁半之后，则始于凉而盛于寒，布于秋冬之令。寒热温凉，既随时而有准，生长收藏，必应候而有常。二气齐等而不偏，两者平调而相守，气候之来则清静而调适，人物之应则保治于安平，生生而悉赋其形，化化而各得其分，既无灾眚之变，俱全终始之功，自非二气调平，阴阳清静，安能神应如是哉？《内经》曰："阴阳者，天地之道也③。"又曰："生生化化，品物咸章④。"上文曰："阳之动，始于温而盛于暑；阴之动，始于清而盛于寒⑤。"又曰："气之相守司也，如权衡之不得相失也⑥。"王氏注曰："天地之气，寒暑相对，温清相望，如持秤也。两者齐等，无相夺伦，则清

---

① 问：此题出自《素问·至真要大论》。

② 叶应：应合。

③ 阴阳……天地之道也：语出《素问·阴阳应象大论》。

④ 生生……咸章：语出《素问·天元纪大论》。

⑤ 阳之动……盛于寒：语本《素问·至真要大论》。

⑥ 气之相守司……不得相失也：语出《素问·至真要大论》。

静而生化，各得其分也。"《圣济经》曰："一阴一阳之谓道。"由是推之，气候推迁，既适平而相应，人物赋禀，别生化以循常。大哉洪造①之元，功贵均和而施用也。谨对。

第五道

问②：在窍为目？

对：肝气内通，故在窍而为目。目窍外开，实在脏而系肝。盖肝藏于血，肝本受血而能视，肝主于色，目因在窍而上关。虽物之巨细，赖神水精明而可睹，而目之光华，舍肝气通达而难辨。是知肝为目之本，目应肝之窍，大抵由中及外，特以在窍为目者，肝也，经曰在窍为目之意。尝观夫九窍者，内属于脏，五脏者，外设为官。五脏外关也，既有自而孚应③；九窍内合也，必有源而流通。矧目窍之司明，藉④肝经而为本，且肝为东方之木，目为肝经之窍，属于木也。木具形色之象，位于东也，东为阳升之方，阳气升则必明，故日于是而乃出。肝木达则必散，故目由是而乃明。肝有两叶，故双眸类甲坼之象；眼有五轮，故两目有血轮之属。为阴中之阳也，则左目为阳，而右目为阴；属甲乙之肝也，则左目应甲，而右目应乙。在志为怒，所以忿发则见于眼者，岂非在窍为目乎？在⑤液为泣，所以肝病则堕于泪者，岂非内应于肝乎？然则肝脉上连于目系，木精内注于瞳子，肝为之用，可见其在窍而为目矣。经曰："肝

---

① 洪造：当归草堂本、六艺书局本作"造化"。
② 问：此题出自《素问·阴阳应象大论》。
③ 孚应：相应。
④ 藉：凭借。
⑤ 在：原脱，据六艺书局本补。

藏血①。"又曰："肝受血而能视②。"则其在窍为目者可知。又曰："肝主色③。"王氏曰："目所以司见形色。"《难经》曰："肝气通于目，目和则知黑白矣④。"即是论之，则肝气既通于目，而所以在窍为目者，尤为不诬也。谨对。

论方一道

问：假令处方之道，当遵本草⑤，而本草合和之法，凡有七情。继云：当用相须相使者良，勿用相恶相反者。以此观之，则知处方之际，不可用畏恶者宜矣。今《圣惠方》治肝肾虚风，眼生黑花，其方用丹砂、磁石、神曲。及观《千金方》亦载此剂，名曰神曲丸，以治眼目之疾。考之本草，丹砂恶磁石，不知古人处而为方者，何也？况神曲不治眼病，今用之以治眼者，又何也？古人制用立方，必有深意，愿尽陈之。

对：因病立方，贵达感受之本，随证命药，当明通便之宜。何则⑥？有非其治而能治者，必求本为先；有非其用而复用者，当适事为要。故或取之以性味专达，则不拘于所治所主；或取之以君臣制摄，则不泥于一偏一曲，要当随病机变态之宜，达权通意使之妙。至于畏恶避忌，激发制摄，亦有时而取用者，岂执一以废百哉？今承明问：假令处方之道，当遵本草，而本草合和之法，凡有七情。继云：当用相须相使者良，勿用相恶相反者。以此观之，则知处方之际，不可用畏恶者宜矣。今

卷
三

四
九

---

① 肝藏血：语出《素问·调经论》。
② 肝受血而能视：语出《素问·五脏生成论》。
③ 肝主色：语出《难经·四十难》。
④ 肝气……知黑白矣：语出《难经·三十七难》。
⑤ 本草：此指《神农本草经》。
⑥ 何则：当归草堂本作"何哉"。

《圣惠方》治肝肾虚风，眼生黑花，其方用丹砂、磁石、神曲。及观《千金方》亦载此剂，名曰神曲丸，以治眼目之疾。考之本草，丹砂恶磁石，不知古人处而为方者，何也？况神曲不治眼病，今用之以治眼者，又何也？古人制用立方，必有深意，愿尽陈之。尝谓治病有五难①，而处方预②其一；合和有七情，而相恶居其次。盖治病莫难于用药，而用药尤难于处方。处方之体，君臣佐使，均相宣摄；处方之难，畏恶避忌，互有违戾。虽方有修制之法，而弗为法之所拘，虽书有合和之制，而不为制之所执。如麦门冬相宜于地黄，而古人未尝于俱用；款冬花有得于紫菀，而古书未尝于并行。桂不见火，《千金》有熬炒之法；丹砂不入汤，《外台》有煮服之论。半夏用生姜者常也，岂论其相畏！乳石用参术者众矣，不问其相忌。仙方甘草丸，有防风而复用细辛；俗方五石散，有栝楼而复用干姜。此古人处方之妙，世人未或易论也。泛观于此，则丹砂有恶磁石之理，神曲有不治眼之意，可即是而类明矣。抑尝思之，一身之有双眸，配层霄之有两曜，两曜之光尚有盈亏，双眸之明岂无损益？是以阴阳相荡，则日月显明而不亏，水火相胜，则眼目昏瞑而不慧。倘非丹砂、磁石，孰能治之？故本草有曰："丹砂法火，色赤而主心；磁石法水，色黑而主肾。"此之谓欤。虽然药有畏恶，而方家所忌得无论焉。畏之在我，恶之在彼，畏之则我不敢往，恶之则彼不得来，此方所以用之者，取其同而不和③，各司其治也。虽神曲不治于眼，然神曲味甘而属土，水惧土制，

---

① 治病有五难：《苏沈良方·原序》曰："予尝论治病有五难，辨疾、治疾、饮药、处方、别药。"

② 预：通"与"。又，六艺书局本作"与"。

③ 同而不和：疑为"和而不同"之讹。

自不克于丹砂之火，丹砂得土，自无恶于磁石之水，于是三者各有制持，皆不能为害也。譬犹寇贾辅汉①，程周佐吴②，大体既正，而不以私情为害矣。故《千金方》亦有此剂，名曰神曲丸。以谓神曲于眼，独不言治者，深述君臣之体，是无为而在上者，君之道也；其丹砂、磁石，有为而在下者，臣之道也。何以见之？此方不立丹砂、磁石之名，而特名之曰神曲圆③者，岂无自而然耶。所以神曲为君，丹砂、磁石为之辅佐者，明矣。《内经》曰："君一臣二，奇之制也。"三味合而服之，何患眼目之疾不愈哉？"康子馈药，孔子拜而受之，则曰：丘未达，不敢尝④。"盖药之为用，诚难事也。后之学者，当尽心于立方之妙，制用之法也欤。谨对。

假令二道

第一道

问：假令目风赤候⑤，目即节气，当得何脉？本因是何脏腑受病？发何形候？即今宜用是何方药调理？设有变动，又当随脉如何救疗？各须引本经为证，及本草逐药主疗、所出州土、性味、畏恶、正辅、佐使、重轻、奇偶及修制之法、处方，

---

① 寇贾辅汉：寇贾，东汉寇恂与贾复的并称。执金吾贾复部将杀人，汝南太守寇恂捕杀之，贾以为耻，扬言要杀寇恂，寇效蔺相如为大局退让，后经光武帝调解和好。见《后汉书·寇恂传》。比喻顾全大局解除私怨。

② 程周佐吴：程周，三国时期东吴将领程普、周瑜的并称。赤壁之战，孙权以周瑜、程普为左右都督，与曹操决战。周瑜用黄盖谋，以三万人于赤壁大破曹操。

③ 圆：同"丸"。当归草堂本作"丸"。

④ 康子馈药……不敢尝：语本《论语·乡党》。

⑤ 目风赤候：见《诸病源候论》卷二十八。

对答。

对：肝为中守，既感于风热之邪，气冲外窍，斯成于目赤之证。且肝者，魂之居；目者，肝之窍。风邪在内，因隙而乘于肝经，热气相兼，投间而客于魂舍。其邪也，自脏而发于窍，其气也，从肝而冲于目。眼带迎风而下泪，本气邪相感之使然；目睑受热而皆赤，由热气内盛之所致。故目风赤候，良由是矣。目即天暑地热，阳盛物繁，一身则血气淖溢，六脉则洪大有余。经曰："立夏得大脉，是其本位①。"今反诊得举指有余，一息七八至者，知其病目风赤之候也。经曰："浮为风。"又曰："数为虚、为热。"本因肝气内虚，风热入乘，内凌于肝木之经，外冲于两目之窍，乃成目风赤之疾矣。巢氏曰："目者，肝之窍。风热在内乘肝，其气外冲于目，故见风泪出，目睑皆赤②。"详此之证，病势尚轻，犹可以奇方治之。经曰近者奇之，宜用正一辅二奇方菊花散主之。以菊花一味为正，以栀子、甘草二位为辅，三味合而服之，使风热之邪消释，肝脏之气自平，目风赤候未有不愈也。设若违师拯③疗，望病自痊，留连日深，病必传变。前证不除，必变为目赤烂眦之候也。复诊其脉，满指洪隆者，是其变病之脉也。经曰："大者病进④。"又巢氏曰："此由冒触风日，风热之气伤于目，而眦睑皆赤烂，见风弥甚，世⑤亦云风眼。"再详此证，重如前疾，非奇方之可去，必偶制以为宜，当用正二辅四偶方独活防风散主之。以独

---

① 立夏……本位：语本《伤寒论·辨脉法》。
② 目者……目睑皆赤：语本《诸病源候论》卷二十八。
③ 拯：原作"极"，据当归草堂本、六艺书局本改。
④ 大者病进：语本《素问·脉要精微论》。
⑤ 世：原作"也"，据《诸病源候论》卷二十八改。

活、防风二位为正，以山栀子、菊花、黄芩、甘草四位为辅，六味合而服之，风热日消，眦睑日减，则目赤烂眦，而渐复如常也。由是病有小大，则不可不分，药有轻重，则不可不察，要在临病之际，随宜变通，可以获十全之效矣。

谨按：本草逐药主疗及修制之法，处奇偶二方，今附于后。

治假令目风赤候，正一辅二奇方菊花散。菊花为正，味苦、甘，平，无毒。主风目欲脱泪出。生雍州川泽及田野。术、枸杞根、桑白皮为之使，去枝梗，用一两。栀子为辅，味苦，寒、大寒，无毒。主五内邪气，疗目热赤痛。生南阳川谷。去皮，用半两。甘草为辅，味甘，平，无毒。主寒邪气。生河西川谷积沙山及上郡。术、干漆、苦参为之使，恶远志，反大戟、芫花、甘遂、海藻。用半两，炙，剉。上三味为细末，每服二钱，白汤调下，食后服。

治假令变证目赤烂眦候，正二辅四偶方独活防风散。独活为正，味苦、甘，平，微温，无毒。主①散风邪，生雍州川谷或陇西、南安。豚实为之使。去芦头，用二两。防风为正，味甘、辛，温，无毒。主风邪，目盲无所见。生沙苑川泽及邯郸、琅琊、上蔡。杀附子毒，恶干姜、藜芦、白蔹、芫花。去芦头并义枝，用二两。栀子为辅，味苦，寒、大寒，无毒。主五内邪气，疗目热赤痛。生南阳川谷。去皮，用一两。菊花为辅，味苦、甘，平，无毒。主风目欲脱泪出。生雍州川泽及田野，术、枸杞根、桑白皮为之使，去枝梗，用一两。黄芩为辅，味苦，平，大寒，无毒。主诸热。生秭归川谷及冤句。山茱萸、龙骨为之使，恶葱实，畏丹砂、牡丹、藜芦。用一两。甘草为

---

① 主：此后原衍"风"字，据当归草堂本删。

辅，味甘，平，无毒。主五脏邪气。生河西川谷积沙山及上郡。术、干漆、苦参为之使，恶远志，反大戟、芫花、甘遂、海藻。微炙，用一两。上六味为细末，每服三钱，白汤调服，食后服。谨对。

第二道

问：假令目泪出不止候①，目即节气，当得何脉？本因是何脏腑受病？发何形候？即今宜用是何方药调理？设有变动，又当随脉如何救疗？各须引本经为证，及本草逐药主疗、所出州土、性味、畏恶、正辅、佐使、重轻、奇偶及修制之法、处方，对答。

对：脏气因虚，既不制于津液，目泪常出，初不因于风邪。盖五脏居中，六腑相配，俱有津液而通于眼，悉布精华而注于目，脏实则收制而为和，脏弱则散漫而为泪。目不当风而泪出无时，眼非受邪而泪流不止，外无红赤之色，内无疼痛之候。大抵目不因风而泪出者，皆脏气不足而有也。目即夏令已临，火气适王，万物则垂枝布叶，六脉则来疾去迟，诊合如钩之象，脉为无病之形，经曰夏脉如钩②是也。今反诊得应指极细而微，往来难且散者，乃应病之脉也。经曰："微则为虚③。"又曰："涩则少血。"本因脏气不足，不因风邪侵凌，其候津液不能收制，自然泪出不止也。何则？巢氏曰："夫五脏六腑，皆有津液，通于目者为泪。若脏气不足，则不能收制其液，故目自然泪出，亦不因风而出不止，本无赤痛④。"详此之证，病势尚

---

① 目泪出不止候：见《诸病源候论》卷二十八。

② 夏脉如钩：语出《素问·玉机真脏论》。

③ 微则为虚：语出《脉经》卷四。

④ 夫五脏六腑……本无赤痛：语出《诸病源候论》卷二十八。

轻，治宜于奇。经曰近者奇之，宜用正一辅二奇方肉苁蓉丸。以肉苁蓉一味为正，以枸杞子、川椒二味为辅，三味合而服之，则脏气转盛，津液收制，目泪出不止之候必获愈矣。设若违师不时即治，脏气转虚，津液日耗，则知其病变为目暗不明之候也。经曰："病久则传化①。"复诊其脉，小弱以涩者，知其病之久矣。经曰："脉小弱以涩，谓之久病②。"又巢氏曰："夫目者，五脏六腑阴阳精气皆上注于目。若血③气充实，则视瞻分明；血气虚竭，则风邪所侵，令目暗不明。"再详此证，积亏成损，病久已成，非奇方之可疗，宜偶制以治之。经曰："奇之不去则偶之。"宜用正二辅四偶方枸杞子菊花丸主之。以枸杞子、菊花二味为正，以肉苁蓉、巴戟天、菟丝子、干地黄四味为辅，六味合而服之，脏气渐复，目暗渐明，而有向愈之道也。大抵治病，必分于轻重，施方当别于先后，庶几奇偶合宜，与疾适当。

谨按：本草逐药主疗及修制之法，处奇偶二方，列之于后。

治假令目泪出不止候，正一辅二奇方肉苁蓉丸。肉苁蓉为正，味甘、酸、咸，微温，无毒。主七伤，养五脏，强阴益精。生河西山谷及代郡雁门。酒洗，去土焙干，用一两。枸杞子为辅，味苦，微寒，无毒。补内伤。生常山平泽及诸丘陵坂岸。拣净，用半两。川椒为辅，味辛，温、大热，有毒。调关节。生武都川谷及巴郡。杏仁为之使，畏款冬。拣去枝梗及目并闭口者，用半两，炒出汗。上三味为末，炼蜜为丸，如梧桐子大，每服三十丸，白汤送下，不拘时候。

---

① 病久则传化：语出《素问·生气通天论》。
② 脉小弱……久病：语出《素问·平人气象论》。
③ 血：原作"为"，据六艺书局本与《诸病源候论》卷二十八改。

治假令变证目暗不明候，正二辅四偶方枸杞子菊花丸。枸杞子为正，味苦，微寒，无毒。补内伤①。生常山平泽及诸丘陵坂岸。拣净，用二两。菊花为正，味苦、甘，平，无毒。主目欲脱泪出。生雍州川泽及田野。术、枸杞根、桑根白皮为之使。去枝梗，用二两。肉苁蓉为辅，味甘、酸、咸、微温，无毒。主七伤，养五脏，益精。生河西山谷及代郡雁门。酒洗，去土焙干，用一两。巴戟天为辅，味辛、甘、微温，无毒。安五脏，补中益精。生巴郡及下邳山谷。覆盆子为之使，恶朝生②、雷丸、丹参。去心，用一两。菟丝子为辅，味辛、甘，平，无毒。补不足，久服明目。生朝鲜川泽田野，得酒良。山药③、松脂为之使，恶藋菌④。水淘净，去沙土，用一两，酒浸，焙干。干地黄为辅，味甘、苦，寒，无毒。主补五脏内伤不足，通血脉，利耳目。去苗并沙土，用一两，酒浸，焙干。上六味为末，炼蜜为丸，如梧桐子大，每服五十丸，白汤送下，不拘时候。谨对。

运气一道

问：丙辰年，五运六气所在、所宜、处方为对？

对：太极肇判，两仪位分，六气上横于太虚，五行下列于磅礴，气化分太过、不及之殊，运统有先天、后天之异。其平和也，民康而物阜；其过愆⑤也，民病而物衰。先立其年，以

---

① 伤：原作"阳"，据当归草堂本与六艺书局本改。
② 朝生：鬼盖的别名。为鬼科植物墨汁鬼伞或粪鬼伞的子实。
③ 山药：原脱"药"字，据当归草堂本与六艺书局本补。即山药。
④ 藋菌：原作"苇菌"，据《本草纲目》卷十八"菟丝子"条改。
⑤ 愆：原作"欠"，据当归草堂本与六艺书局本改。

明其气矣。今观丙辰之年，上见太阳寒水司天，下临太阴湿土在泉，中行太羽水运。是岁也，运行阳干，本为太过之年，以其运与司天适相符合，谓之天符之年，命曰静顺之纪。藏而勿害，治而善下，五化咸整，其气明，其性下，其用沃衍，其化凝坚，其类水，其政流演，其候凝肃，其令寒，其脏肾，其病厥。详此之岁，运同寒湿，宜用燥热之药，治其一岁之过愆。经曰同寒湿者燥热化①是也。夫动而不息以应天，气为之客；静而守位以应地，气为之主。动静相召，随辰以显于一岁之中，上下加临，逐气以布于六位之内。且初之气，自乙卯年大寒，至丙辰岁春分六十日有奇，上见少阳相火为之客，下临木位为之主，地气迁，气乃大温，草乃早荣，民乃厉，温乃作，身热头痛，呕吐，肌腠疮疡，宜用咸冷之药治其过耳。二之气，自春分至小满六十日有奇，上见阳明燥金为之客，下临君火为之主，大凉反至，民乃惨，草乃遇寒，火气遂抑，民病气②郁、中满，寒乃始，宜用苦温之药治其过耳。三之气，自小满至大暑六十日有奇，上见太阳寒水为之客，下临火位为之主，天政布，寒气行，雨乃降，民病寒，反热中，痈疽，注下，心热瞀闷，不治者死，宜用甘热之药治其过耳。四之气，自大暑至秋分六十日有奇，上见厥阴风木为之客，下临土位为之主，风湿交争，风化为雨，乃长、乃化、乃成，民病大热少气，肌肉萎，足痿，注下赤白，宜用辛凉之药治其过耳。五之气，自秋分至小雪六十日有奇，上见少阴君火为之客，下临金位为之主，阳复化，草③乃长、乃化、乃成，民乃舒，宜用咸寒之药治其过

卷三

五七

---

① 同寒湿者燥热化：语出《素问·六元正纪大论》。
② 气：原脱，据《素问·六元正纪大论》补。
③ 草：原作"早"，据《素问·六元正纪大论》改。

耳。终之气，自小雪至大寒六十日有奇，上见太阴湿土为之客，下临水位为之主，地气正，湿令行，阴凝太虚，埃昏郊野，民乃惨悽，寒风以至，反者胎①乃死，宜用苦热之药治其过耳。

大哉！天地变化，以阴阳为先，阴阳运用，以六气为始。察盛衰损益之化，明造化迎随之机，有胜有复，有平有眚，皆布于运气之中，悉列于年辰之内。治六气之药，已布于前，调一岁之方，今附于后。

治丙辰年五运六气，正一辅二奇方附子汤。附子为正，味辛、甘，温、大热，有大毒。生犍为山谷及广汉。火炮裂，去皮脐，用一两。术为辅，味苦、甘，温，无毒。生郑山山谷、汉中南郑。用半两。甘草为辅，味甘、平，无毒。生河西川谷积砂山及上郡。微炙，用半两。上三味，㕮咀，每服三钱，水一盏半，生姜七片，煎至七分，去渣，温服，不拘时候。谨对。

---

① 胎：《素问·六元正纪大论》作"孕"。

卷 四

大义五道

第一道

问①：生而勿杀，长而勿罚，化而勿制，收而勿害，藏而勿抑？

对：推五运之统岁，既上下处平正之和，察五化②之主时，斯气令无凌犯之过。盖天地俱正，则四时咸遂其宜；气运偕和，则五化各安其序。既无偏盛之由，罔有侵凌之害。木之平也，生化乃荣，金气无肆杀之伤；火之正也，长化乃布，水气无纵罚之弊。化气主岁，此为土得其平；收气司年，是乃金适其正；土临备化，则生气勿恣于相凌；金至审平，则长气弗专于纵害。至于水运之平和，知其藏气之勿抑。夫如是五化各获于平正，万物皆遂于生成。所以谓之平纪者，不亦宜乎！经曰："生而勿杀，长而勿罚，化而勿制，收而勿害，藏而勿抑。"大略如此。原夫五气者，既不可以太过，尤不可以弗及。太过者，失之暴盛而相凌；不及者，失之委靡而不振。恃强以相凌者，则彼有求报之怨；卑弱而自退者，则已有受侮之患。今夫天地底于安平，上下无有侵客。主于时也，春夏秋冬皆不紊其序；施于化也，生长收藏亦不乱其伦。且生气主时，木运之岁也，当和气敷布而生荣。长气司年，火运之纪也，当威明升腾而长育。故

---

① 问：此题出自《素问·五常政大论》。
② 五化：当归草堂本与六艺书局本作"五行"。

生荣之时，收气虽在，而孰得以纵其杀；长育之际，藏气虽存，而莫能以纵其罚。以至土运平和，木弗制土而化气乃行；金气修正，火弗害金而收气无犯。逮乎水之平也，金藏化于冬时；土勿抑也，安政令于兹岁。无胜无复，使四序之适宜，不盛不衰，俾群生之获遂。倘非平气之年，则未免于太过不及之失。本经有云："木曰敷和，火曰升明，土曰备化，金曰审平，水曰静顺①。"又王氏注曰："生气主岁，收气不能纵其杀；长气主岁，藏气不能纵其罚；化气主岁，生气不能纵其制；收气主岁，长气不能纵其害；藏气主岁，化气不能纵其抑。夫如是②皆天气平，地气正，五化之气，不以胜克为用，故谓曰平。"举此推之，则上下无相夺伦，斯生长化收藏，皆安于平气之年，可得而知矣。谨对。

第二道

问③：齿已④后至会厌，深三寸半？

对：齿及会厌，皆七冲要会之门。数有度量，法三元⑤五行之义，且形体皆有法象，尺寸俱可准量。以齿牙为户门，则摧伏水谷而下咽；以会厌为吸门，则引纳冲和而入胃。水谷下咽，则三焦以为之道路；冲和入胃，则五脏悉为之滋充。所以三焦则配于三元，五脏则合于五气。自齿后至会厌之门，故深三寸半者，是法三五之数而然也。经曰："齿已后至会厌，深三寸半。"大意如此。尝谓人肖天地之貌以生，体合阴阳之数以

---

① 木曰敷和……水曰静顺：语出《素问·五常政大论》。
② 如是：《素问·五常政大论》作"如是者"。
③ 问：此题出自《灵枢·肠胃》。
④ 已：同"以"。又，《灵枢·肠胃》作"以"。
⑤ 三元：即三才，指天、地、人。

成，首足则象其方圆，脏腑则配其奇偶，虽曰口齿咽喉之微，亦有规矩准绳之法。今也近自齿牙而皆有法象，终及会厌而俱可度量。齿牙有催物之功，会厌有吸门之号。物运三焦而各司其职，气充五脏而悉归其用。人有三焦五脏之分，天有三元五行之化。故天与人身，而贯通为一，齿及会厌，而深浅有数。容五合之大，则皆有其机，深三寸之半，则可明其理，以其三寸法三元之数，五分应五行之常，长短阔狭，各存自然之理，浅深大小，悉有可量之宜。故深乎三寸半，岂无谓而然乎。何以明之？《素问》谓："其生五，其气三①。"王氏注云："言人生所运为，内依五气以立，应三元以成②。"又本经曰："齿为户门，会厌为吸门③。"又注曰："度之，得此之数。"又下文曰："大容五合④。"举此证之，一寸一分，必有理寓焉。谨对。

第三道⑤

问⑥：春气始于下，秋气始于上，夏气始于中，冬气始于标？

对：论四时布化之常，既生长收藏而有异，推四气运行之始，则上下中标而乃殊。盖阴阳密运，时序递迁，三阳初布而为春，则春乃发陈之令，万宝告成而为秋，则秋乃容平之时。以春气之方临也，故潜者发，而屈者伸，此始于下而可知；以

---

① 其生……其气三：语出《素问·生气通天论》。亦见于《素问·六节藏象论》。

② 言人生……应三元以成：语本《素问·生气通天论》王冰注。

③ 齿为户门……吸门：语出《难经·四十四难》。

④ 大容五合：语出《灵枢·肠胃》。

⑤ 第三道：原作"又大义第一道"，据目录律齐。原"第二道"、"第三道"改为"第四道"、"第五道"。

⑥ 问：此题出自《素问·六元正纪大论》。

秋气之既至也，故残者飞，而成者坠，此始于上而可见；逮乎夏气始于中，散于外，则物有蕃秀之宜；冬气始于标，归于根，则物有闭藏之理。夫如是四序之变，更生更化而无穷，四气之行，一始一终而不息。观乎此，则天地万物之情可见矣。经曰："春气始于下，秋气始于上，夏气始于中，冬气始于标。"大略如此。抑尝闻阴阳布化而为于四时，天地散精而生于万物，时立气布，斯成一岁之功，物变气迁，乃有周期之候。然则四时更代，其于生化之妙者，有所不同；一气周行，其于上下之次者，有所不等，高卑弗紊，升降靡差。观夫物之生成，知其气之本始。生因春而长因夏，则自下以及中；收因秋而藏因冬，则从上而至标。且春布暄淑之和，施于物者，主乎生荣；秋行惨肃之政，临于物者，主乎揪敛。春气自下而渐腾，秋气从上而始布。群芽坏吐，乃知春令之临，得不谓始于下乎！一叶飘空，已应秋化之至，得不谓始于上乎！至于自春而徂①夏，由秋而至冬，夏为蕃茂之时，冬乃潜伏之际，夏气之至也，已踰于下，而始于其中；冬气之行也，既越于上，而始于其标。观乎万物繁盛，无非自中而敷荣，一气伏藏，是亦从标而归本。夫如是，善言时者，必有验于气，善言气者，必有彰于物。论夫品物之生变，则四气之所始，可得而推焉。本经有曰："生因春，长因夏，收因秋，藏因冬②。"又曰："彼春之暖，为夏之暑，彼秋之忿，为冬之怒③。"又曰："时立气布，如环无

---

① 徂（cú 殂）：往，至。

② 生因春……藏因冬：语出《素问·阴阳离合论》。

③ 彼春之暖……为冬之怒：语出《素问·脉要精微论》。

端①。”又曰：“善言气者，必彰于物②。”举此而推，则四序之气于生化收藏，莫不有上下本末之理焉。谨对。

第四道

问③：唇至齿长九分？

对：营唇齿之二脉，应手足阳明之经，准度量之九分，法金土资生之数。盖自唇至齿，推其数之所长，原始要终，悉有理之可考。谓贯颊侠口者，手阳明大肠之金；以循鼻入齿者，足阳明胃腑之土。金之生数而为四，土之生数而为五，举金土之相资，推四五之相合，所以自唇至齿长九分者，诚有谓焉。经曰唇至齿长九分，其意如此。尝谓大钧④播物，斡旋一气之机；元牝赋形，备具五行之理。形之长短而各有法象，体之分寸而各有规绳，近取唇齿之微，亦法度量之数。且以唇者，声之扇，而有飞门之名；齿者，骨之余，乃有户门之号。唇则一翕一张，如飞之象；齿则或启或闭，如户之设。因末而可以求其本，即始而可以要其终。唇之所营，则赖乎手阳明之经，齿之所养，则资乎足阳明之脉。胡不观贯颊侠口者，手经阳明之所系，应于大肠；循鼻入齿者，足经阳明之所行，关于胃腑。大肠属金，而金得四数之主，胃腑属土，而土有围五之用，以四数而合五数，则以应九数之理，自唇后而至齿门，则以合九分之长。短长之理，具五行之机缄，分寸之微，无一毫之差忒。至于此，则长短阔狭之在人身者，皆有法则之妙，存乎其中矣。

---

① 时立……如环无端：语出《素问·六节藏象论》。
② 善言气者……彰于物：语出《素问·气交变大论》。
③ 问：此题出自《灵枢·肠胃》。
④ 大钧：指天道或自然。典出汉代贾谊《鹏鸟赋》。

《针经》①曰："手阳明之脉，其支别者，上颈贯颊，还出侠口②。"又云："足阳明之脉，下循鼻外，入齿中③。"又经曰："大肠者，肺之腑④。"又曰："金者，肺。"又云："其数四。"又曰："胃者，脾之腑。"又云："胃围尺五。"又云："其数五。"举此而论之，人一身之中，各有尺数之可准，盖亦属乎手足三阴三阳之经矣。谨对。

第五道

问⑤：其政为明？

对：火当临于其政，明乃显于斯时。盖火本阳热之生，热乃南方之化，究其为体，则因附物而后见；施于为政，乃由中虚而外明；烛乎群物，则群物无隐遁之情；耀乎六合，则六合无蔽匿之体。小如爝火⑥，而光亦不泯，大致燎原，而明乃愈彰。然则政者，正也，其政为明者，是亦火之正性也。经曰其政为明，大意如此。尝谓两仪奠位，散精于五行，五行分司，各御乎一位。司于位也，有东西南北居中之异宜，专于方也，别木火金水与土之常政。随其运之所化，因其化之所使，故火本南方之化，位处离丽之乡，天地之情于此以著，万物之嘉因斯而会。且散者齐，而万物与之并行；昧者明，而天地与之偕昌。钻木烟飞，则因阳极而始飞；击石光发，则由热甚而始发。观其所自，则附物而后见，施于有政，则应火而为明，以其离

---

① 针经：即《灵枢经》。
② 手阳明之脉……还出侠口：语出《灵枢·经脉》。
③ 足阳明之脉……入齿中：语出《灵枢·经脉》。
④ 大肠……肺之腑：语出《难经·三十五难》。
⑤ 问：此题出自《素问·五运行大论》。
⑥ 爝（jué 决）火：小火把。

卦中虚而善照，火体炎上而有光。运当不及，则命曰伏明之纪①，气如太过，则取于赫曦之年②。大而言之，则日象火而旁烛无疆，小而论之，则爝为火而熹微之著。其五香散方，用沉香、木香、鸡舌香③、薰陆香④、麝香之类，是通气散毒者明矣。由是推之，咽喉肿痛者，岂但因热而生，非独宜寒而疗，若执以五香性温而不当用，又疑其非是主对咽喉之药，是泥于一曲，而治病不求其本也。大率有热则当用寒，有寒则当用热，有恶气结塞者，宜用以散毒通气之药，是皆推源索本，随病施治者也。不然，则经不曰"若脏热则喉肿，塞气不能通。若腑寒，则哽哽如有物，常欲痛痒，多涎唾。是以热则通之，寒则补之，不寒不热，依经取之，寒热平和，病不生矣⑤"。又《圣济经》曰："郁而不散，邪气内实而不通，雍滞于肺胃之间，攻冲于咽喉之内，非诸香之芳美，则不能去其恶毒之邪，非五香之辛温，则曷能散其结塞之气？"观之本草，沉香微温，疗毒肿，去恶气。木香辛温，去邪气，消诸毒。薰陆香专主于风毒，鸡舌香亦去其恶气，以至麝香辟邪而散恶毒。五物捣碎而水煎服，使恶散、毒除、肿消、痛愈，则咽喉通畅，气道平和，乃古人善治良法也。倘若论病而不推其本，疗疾而不究其源，但执咽喉为热，治当用寒，殊不知因寒邪兆疾者，投之则其势转增，因恶气而结塞者，用之则其证愈盛。至于肿塞不通，水浆不下，速于危殆者有矣。吁！咽喉之患，诚为不测，所起则微，

---

① 伏明之纪：即火运太过之年。
② 赫曦之年：即火运不及之年。
③ 鸡舌香：即母丁香之别名。
④ 薰陆香：乳香之别名。
⑤ 若脏热……病不生矣：语出《太平圣惠方》卷三十五。

所关则大，临病之工，宜须精审，固不可一概论也。谨对。

假令二道

第一道

问：假令唇疮候①，目即节气，当得何脉？本因是何脏腑受病？发何形候？即今宜用是何方药调理？设有变动，又当随脉如何救疗？各须引本经为证，及本草逐药主疗、所出州土、性味、畏恶、正辅、佐使、重轻、奇偶及修制之法、处方，对答。

对：阳邪内郁，留于脾胃之中，热气外薰，发为唇疮之候。且口唇者，肌肉之本；肌肉者，脾胃之候。脾之与胃，以膜相连。唇之有疮，因热所发。所以天五之经，既失其平和，四白之华，必见于肿痛，是皆热气之上薰，遂至唇疮之外发，原其本始，实脾胃有热而使然矣。目即气应容平②之时，脉合微毛之象。经曰："秋胃微毛曰平③。"倘诊彰数脉，动见关部，此为中焦之有热，乃见应病之脉也。经曰："脾部在右手关上，以胃合为府④。"又曰："数则为热。"本因热薰脾胃之中，疮发唇吻之上者是也。本经曰："脾与胃合，足阳明之经，胃之脉也，其经起于鼻，环于唇，其支脉入络于脾。脾胃有热，气发于唇，则唇生疮⑤。"详此之证，热邪微而未盛，病热浅而尚轻，宜以

---

① 唇疮候：见《诸病源候论》卷三十。

② 容平：指秋三月。《素问·四气调神大论》曰："秋三月，此谓容平。"

③ 秋胃微毛曰平：语出《素问·平人气象论》。

④ 脾部……以胃合为府：语本《脉经》卷一。

⑤ 脾与胃合……则唇生疮：语出《诸病源候论》卷三十。

奇方治之。经曰近者奇之，宜用正一辅二奇方黄连膏主之。以黄连一味为正，以柏皮、甘草二味为辅，三味合而用之，使热毒消散，疮疾复平，夫复何忧矣。倘或以为轻浅而不顾，忽于治疗而勿药，复感风寒湿毒之邪，必致疮肿而湿烂，乃变为唇紧之候矣。经曰："病成则变。"复切其脉，洪大而数者，乃应变病之脉也。经曰："大则病进。"又曰："数则为热。"其证疮作于唇吻之间，疾兼于肿烂之证，或冷或热而不已，乍瘥乍发而迁延。故本经曰："脾与胃合，胃为足阳明，其经脉起于鼻，环于唇，其支脉入络于脾胃。脾胃有热，气发于唇，则唇生疮，而重被风邪寒湿之气搏①于疮，则微肿湿烂，或冷或热，乍差乍发，积月累年，谓之紧唇。"复详其病，岂唯热毒之已盛，抑且风湿之相攻，察傅贴外治之法②，难以③成功，必服饵内治之药，乃获全效，宜用正二辅四偶方独活升麻散主之。经曰："远者偶之。"以独活、升麻二味为正，以大黄、沉香、犀角、甘草四味为辅，六味合而服之，内则宣通脾胃④之积热，外则消散唇口之肿疮，故紧唇之病，必得愈矣。

奇偶之方，既具于前，修制之法，今列于后。

治假令唇疮候，正一辅二奇方黄连膏。黄连为正，味苦，寒、微寒，无毒。主热气，疗口疮。生巫阳川谷。黄芩、龙骨、理石为之使，恶菊花、芫花、黑参⑤、白鲜，畏款冬花。用一两，剉。柏皮为辅，味苦，寒，无毒。主肌肤热，口疮。生汉

---

① 搏：原作"传"，据当归草堂本与《诸病源候论》卷三十改。
② 法：原作"注"。据六艺书局本改。
③ 难以：当归草堂本与六艺书局本作"虽已"。
④ 胃：原作"肺"，据当归草堂本与六艺书局本改。
⑤ 黑参：玄参的别名。

中山谷。恶干漆。取皮，火炙，用半两，剉。甘草为辅，味甘，平，无毒。主长肌肉，解毒。生河西川谷积沙山及上郡。术、干漆、苦参为之使，恶远志，反大戟、芫花、甘遂、海藻。用半两，炙，剉。上三味为细末，以腊月猪脂调成膏子，涂患处，时时用之。

　　治假令变证紧唇候，正二辅四偶方独活升麻散。独活为正，味苦、甘，平，无毒。主风寒所击，止痛。生雍州川谷。豚实为之使，用二两，剉。升麻为正，味甘、苦，微寒，无毒。主风肿，诸毒口疮。生益州山谷。用二两，剉。大黄为辅，味苦，寒，无毒。主荡涤肠胃。生河西川谷。黄芩为之使，无所畏。用一两，剉。沉香为辅，微温。疗肿毒，去恶气。用一两，剉。犀角为辅，味苦、酸、咸，寒、微寒，无毒。主诸毒气。生永昌山谷。松脂为之使，恶雷丸。镑①取屑，用一两。甘草为辅，味甘，平，无毒。主长肌肉，解毒。生河西川谷积沙山及上郡。术、干漆、苦参为之使，恶远志，反大戟、芫花、甘遂、海藻。用一两，炙，剉。上六味，为粗末，每服三钱，水一盏，煎至七分，去粗，温服，不拘时候。谨对。

　　第二道

　　问：假令咽喉疼痛候，目即节气，当得何脉？本因何脏腑受病？发何形候？即今宜用是何方药调理？设有变动，又当随脉如何救疗？各须引②本经为证，及本草逐药主疗、所出州土、性味、畏恶、正辅、佐使、重轻、奇偶及修制之法、处方，对答。

---

① 镑：削。
② 引：原作"因"，据当归草堂本与上文改。

对：风热内盛，既搏脾肺之经，邪气上攻，故作咽喉之痛。且咽主地气，而合乎脾经之容纳；喉主天气，而通乎肺脏之轻清。今风热相搏，而经络失流利之和，邪毒攻冲，则上焦无宣通之理，所以气之上下否涩而作痛，物之咽纳壅滞而为疼。由其邪搏①于脾肺之经，遂有咽喉疼痛之候矣。目即九秋②，届序万宝告成，气应容平之令，脉有中衡之和。经曰秋应中衡③，此应时之平脉也。今诊其右手之寸关，反见浮数之二脉，故为咽痛之脉也。何以知之？经④曰："肺部在右手关前寸口是也。"又曰："脾部在右手关上是也。"又曰："浮则为风。"又曰："数则为热。"本因脾肺受风邪热气之侵，上焦有壅滞否塞之患，其候咽喉不利而为痛矣。《太平圣惠方》云："夫咽喉者，气之所通流，呼吸之道路。若风邪热气搏于脾肺，则经络否涩，气不通利，邪热攻冲，上焦壅滞，故令咽喉疼痛也。"详此之病，风热初伤，邪气易去，当以奇方治之。经曰"近者奇之"，宜用正一辅二奇方桔梗汤主之。以桔梗一味为主病之正，以升麻、甘草二味为佐正之辅，三味合而服之，使风热消散，脾肺平和，咽喉之间疼痛自愈矣。设若忽于治疗，致于淹延，热气结聚而不散，必变为风毒肿痛之证矣。经曰："浮则为风。"又曰："大则病进。"又曰："数则为热。"其候咽喉肿痛者是也。《太平圣惠方》云："夫咽喉者，气液之通流，脾肺之道路，呼吸出入，水谷往来，莫不自于咽喉也。若阴阳不调，脾肺壅滞，风邪搏于经络，伏留于上焦，攻注咽喉，结聚肿痛，故名风肿

---

① 搏：原作"抟"，据当归草堂本与上文改。
② 九秋：指秋天。
③ 秋应中衡：语出《素问·脉要精微论》。
④ 经：此指《脉经》。

也。"复详其病，风邪结聚，疾势深重，宜以偶方治之。经曰"远者偶之"，宜用正二辅四偶方犀角射干散主之。以犀角、射干二味为主病之正，以天麻、防风、桔梗、甘草四味为佐正之辅，六味合而服之，使风邪之毒因而消散，脾肺之气得其平调，虽变为风毒肿痛之病，岂有不愈者乎？

　　谨按：本草处奇偶二方及修制之法，附之于后。

　　治假令咽喉疼痛候，正一辅二奇方桔梗汤。桔梗为正，味辛、苦，微寒，有小毒。疗咽喉。生嵩高山谷。节皮为之使，畏白及、龙眼、龙胆，用一两，剉。升麻为辅，味甘、苦，平，微寒，无毒。主风肿、诸毒、口疮。生益州山谷。用半两，剉。甘草为辅，味甘，平，无毒。主解毒。生河西川谷积沙山及上郡。术、干漆、苦参为之使，恶远志，反大戟、芫花、甘遂、海藻。用半两，炙，剉。上三味，为㕮咀，每服三钱，水一盏，煎至八分，去滓，放温，食后细细呷服。

　　治假令变证咽喉风毒肿痛候，正二辅四偶方犀角射干散。犀角为正，味苦、酸、咸，寒、微寒，无毒。主诸毒气。生永昌山谷。松脂为之使，恶雷丸。错①取屑，用二两。射干为正，味苦，平，微寒，有毒。主喉闭咽痛。生南阳川谷田野，用二两，剉。天麻为辅，味辛，平，无毒。主诸风。生郓州。用一两，细剉。防风为辅，味甘、辛，温，无毒。主风邪。生沙苑川泽。恶干姜、藜芦、白蔹、芫花。去芦头，用一两，剉。桔梗为辅，味辛、苦，微寒，有小毒。疗咽喉。生嵩高山谷。节皮为之使，畏白及、龙眼、龙胆。用一两，剉。甘草为辅，味甘，平，无毒。主解毒。生河西川谷积沙山及上郡。术、干漆、

---

　　① 错：六艺书局本作"锉"。

苦参为之使，恶远志，反大戟、芫花、甘遂、海藻。用一两，炙，剉。右六味，为粗散，每服半两，水一盏，煎至七分，去粗，放温，食后细细呷服。谨对。

运气一道

问：庚午年，五运六气所在、所宜、处方为对？

对：太极既判，两仪肇分，轻清辟乎上而为天，统六气以下临；重浊辟乎下而为地，列五行而上奉；运则回薄于太虚之中，气则主适于人事之变，于是形气相感，而损益以彰，上下相召，而盛衰以著。是以气之平和也，物阜而民康；气之过减也，物衰而民病。必也先立其年，以知其气矣。今观庚午之年，上见少阴君火司天，下则阳明燥金在泉，中行太商金运，是岁运行阳干，本为太过之年，以其金运下加在泉之金，名曰同天符之年也。经曰："太过而加同天符①。"是为平气，命曰审平之纪，收而不争，杀而无犯，五化宣明，其气洁，其性刚，其用散落，其化坚敛，其类金，其政劲肃，其候清切，其令燥，其脏肺，其病咳。详此之岁，运同地气，治宜温热之药，以治一岁之气耳。夫应天者为客，故动而不息，应地者为主，故静而守位，左右间气，随辰以见。且初之气，自己巳年大寒，至庚午岁春分六十日有奇，上见太阳寒水为之客，下临木位为之主，地气迁，燥将去，寒乃始，蛰复藏，水乃冰，霜复降，风乃至，阳气郁，民反周密，关节禁固，腰脽痛，炎暑将起，中外疮疡，宜用甘热之药以调其气。二之气，自春分至小满六十日有奇，上见厥阴风木为之客，下临火位为之主，阳气布，风

---

① 太过而加同天符：语出《素问·六元正纪大论》。

乃行，春气以正，万物应荣，寒气时至，民乃和，其病淋，目瞑目赤，气郁于上而热，宜用辛凉之药以调其气。三之气，自小满至大暑六十日有奇，上见少阴君火为之客，下临火位为之主，天政布，大火行，庶类蕃鲜，寒气时至，民病气厥心痛，寒热更作，咳喘，目赤，宜用咸寒之药以调其气。四之气，自大暑至秋分六十日有奇，上见太阴湿土为之客，下临土位为之主，溽暑至，大雨时行，寒热互至，民病寒热，嗌干，黄瘅①，鼽衄，饮发，宜用苦热之药以调其气。五之气，自秋分至小雪六十日有奇，上见少阳相火为之客，下临金位为之主，畏火临，暑反至，阳乃化，万物乃生、乃长、乃荣，民乃康，其病温，宜用咸冷之药以调其气。终之气，自小雪至大寒六十日有奇，上见阳明燥金为之客，下临水位为之主，燥令行，余火内格，肿于上，咳嗽，甚则血溢，寒气数举，则雾霿翳，病生皮腠，内舍于胁，下连少腹而作寒中，地将易也，宜用苦温之药以调其气。由是必抑其运气，资其岁胜，折其郁发，先取化源，无使暴过而生其病也。治六气之药，已布于前，调一岁之方，今附于后。

治庚午年五运六气，正一辅二奇方厚朴汤。厚朴为正，味苦，温、大温，无毒。去粗皮，剉，姜汁炒，用二两。天雄为辅，味辛、甘，温、大温，有大毒。炮裂，去皮脐，剉细，用一两。干姜为辅，味辛，温、大热，无毒。用一两，炮，剉。上三味，为㕮咀，每服三钱，水一盏半，煎至七分，去滓，温服，不拘时候。谨对。

---

① 黄瘅：即黄疸。

卷　五

大义五道

第一道

问①：清阳发腠理，浊阴走五脏，清阳实四肢，浊阴归六腑。

对：外发腠理者，轻清之阳，充满而实于四肢；内走五脏者，重浊之阴，传化而归于六腑。盖人身与②天地同为一理，脏腑禀阴阳合为一致。天为阳而主外，腠理四肢而清阳所宗；地为阴而主内，五脏六腑而浊阴所入。发腠理而实四肢者，莫非阳气之外达；走五脏而归六腑者，必假阴气之内传。以其凡属乎表而谓之阳，故阳行于表，凡属乎里而谓之阴，故阴归于里。然则阳性清而阴性浊，阳务外而阴务内，故二气各从其类矣。经曰："清阳发腠理，浊阴走五脏，清阳实四肢，浊阴归六腑。"厥③意如斯。尝谓清阳为天，天何阳之所积？浊阴为地，地何阴之所凝？以天为阳，而论其阳之所积，以地为阴，而论其阴之所凝。孰不思人身与两仪流通，形体与二气参应，阳属乎表而阴属乎里，外为阳而有轻清之性，内为阴而有重浊之体，岂非法象之自然欤？今夫阳法天气也，而主外，阴法地气也，而主内。盖腠理四肢设乎外，清阳同气以相求，五脏六腑处于

---

① 问：此题出自《素问·阴阳应象大论》。
② 与：原作"于"，据当归草堂本与六艺书局本改。
③ 厥：其。

中，浊阴同声而相应。阳固从外，能发腠理而实于四肢；阴固处内，能走五脏而归于六腑。发为散发之功，实乃充实之道，走者入行于其间，归谓经从于其里，何哉？腠理为渗泄之门，因清阳之散发，故司于开阖；五脏谓包藏之所，因浊阴之入走，故司于镇守。四肢则本于诸阳，非阳气充实，无以见履摄之用；六腑则为于仓廪，非阴气归从，何以明传化之常？合而言之，阳气卫固于表，而旁达于四肢；总而论之，阴气滋充于脏，而流传于仓廪。二气无偏，则阴平阳秘，而虚邪莫入。两者俱治，则外充内养，而诸疾不生。苟或阳气一亏，故外不足以固肤腠，旁不足以运四肢；阴气一弱，故内不足以养神宫，中不足以充六腑。是知人之有生，不离于阴阳，气之为用，各从于内外，气之所归，故平则为和，而偏则为疾矣。何以明之？王氏注曰：“腠理为渗泄之门，故清阳可以散发；五脏为包藏之所，故浊阴可以走入①。”又曰：“四肢外动，故清阳实之；六腑内化，故浊阴归之②。”本经亦曰：“阳者，天气也，主外；阴者，地气也，主内③。”又曰：“清阳为天，浊阴为地④。”以是而参之，天地之大，不越于阴阳，人身之微，岂外阴阳者哉！谨对。

第二道

问⑤：其寒盛者，则肿结痛深？

对：寒盛客久，故为缓疽之病，肿结遗迟，斯作深痛之愆。盖经络感受于寒邪，血气凝涩于形体，因阴寒之独胜，致荣卫

---

① 入：《素问·阴阳应象大论》王冰注作“之”。
② 四肢外动……浊阴归之：语出《素问·阴阳应象大论》王冰注。
③ 阳者……主内：语出《素问·太阴阳明论》。
④ 清阳……浊阴为地：语出《素问·阴阳应象大论》
⑤ 问：此题出自《诸病源候论》卷三十三。

之弗通。且阴行至缓也，为疽有徐缓之名，肿毒渐深也，作痛有深沉之候。初则紫黯于皮肤，久则青黑于肌肉，大者如拳，小者如李，留连岁月，而血肉始溃，淹延日久，而疾势方危，非一朝一夕之腐坏成脓，故其疽乃名缓矣。巢氏曰："其寒盛者，则肿结痛深。"其意若此。尝谓荣者血也，故络主血而濡养周身，卫者气也，故经行气而周流四体，得热则淖溢而为病，受寒则凝涩而为病。今也寒客经络之间，邪搏血气之分，络血故因是而稽留，经气故于斯而凝涩，因荣卫之既壅，致缓疽之乃成。倘寒气偏盛也，故寒主收而肿必结；阴邪独①隆也，故阴主里而痛必深。肿因寒气之使然，痛亦寒气之所致。其肿周回，则上无头而下无尾；其疽无定，则小如李而大如拳。是皆寒盛则不能化热，热少则未便成脓，积日不溃而色变紫黯，烂如牛领之形；经岁弗已，而色变微青，疽有脓成之兆。其肿则悠久而方溃，应其阴之行缓，其候则积渐而必危，法其阴而主杀。甚者一岁而始倾，轻者数年而弗愈，此古人所以名缓疽者，以其寒多阴盛，肿结痛深，血肉溃迟之故也。上文所谓"缓疽者，由寒气客于经络，致荣卫凝涩，气血壅结所成②"。继之曰："其寒盛者，则肿结痛深。"下文曰："周回无头尾，大者如拳，小者如李，外与皮肉相亲著，热气少，其肿与肉相似，不甚赤，积日不溃，久乃变紫黯色，皮肉俱烂，如牛领形③。"吁！善养生者，则经络内调，邪气外却，又何有痈疽之患乎！谨对。

---

① 独：原作"浊"，据当归草堂本与六艺书局本改。
② 缓疽者……气血壅结所成：语出《诸病源候论》卷三十三。
③ 周回无头尾……如牛领形：语出《诸病源候论》卷三十三。

第三道①

问②：地之湿气，感则害皮肉筋脉？

对：地湿感受，致血荣气卫之不行，邪正稽留，使皮肉筋脉之有害。盖地本积阴所成，湿乃至阴所化，处污下则地气薰腾而必甚，居卑湿则阴邪濡溽而亦隆。倘或保养无节，因虚而感，于是气摄治乖，宜乘隙而受于斯邪，壅遏荣卫，故皮肉失温充而受其害，稽留气血，故筋脉违灌溉而致其伤。是皆湿邪流著于形体之中，血气弗荣于一身之故也。经曰："地之湿气，感则害皮肉筋脉。"其意如此。尝谓人之生也，陶六气之和，而过则成疹；体之立也，禀五行之秀，而虚则致疾。分风寒暑湿之殊，害形体脏腑之异。今也两仪之间，在地则生于湿邪，五行之内，在湿则本于土化，或薰腾于山③泽之间，或郁发于卑污之处，以至时雨沾濡，气候郁溽，形在气中，本无自以伤侵，人或真虚，遂因隙而感受。气卫于形，感湿邪则气必留滞；血荣于体，受薰气而血必凝泣。俾皮肉或失于灌溉，使筋脉或乖于滋充。其邪也，虽搏于荣卫，而实害于皮肤百脉之间；其湿也，虽凝于血气，而本伤于肌肉诸筋之分。疾之所见，或痹而或痿，病之所生，或挛而或纵。大率痹之有五也，不逃于肝心脾肺之合；痿之有五也，岂越乎肌肉筋脉之分？因地湿而为邪，本体虚而受病，则善卫生之士，谨于保养，故涉履而无虞，明于调摄，虽湿邪而莫害也。启元子④曰："湿气胜，则荣卫之气

---

① 第三道：原作"又大义第一道"，据目录律齐。原"第二道"、"第三道"改为"第四道"、"第五道"。

② 问：此题出自《素问·阴阳应象大论》。

③ 山：当归草堂本作"川"。

④ 启元子：即王冰，自号启玄子。因辟讳，亦称启元子。

不行，故害于皮肉筋脉内①。"中央生湿。又《圣济经》曰："寒湿之类，阴化气也。"巢氏云："湿者，水湿之薰气②也。"即此观之，邪之所感而有异，疾之所作亦不同矣。谨对。

第四道

问③：血实宜决之，气虚宜掣引之？

对：血之盛实，决破以平其有余；气之亏虚，掣引则复其不足。且经络壅滞，使荣血之不宣；脏腑乖和，致卫气之不利。血之实也，不能流通，壅遏于经络之间；气之虚也，不能循环，失充于形表之分。决之则削④其有余，血脉宣通，故实者自散；掣引则扶其不足，真气条畅，故虚者渐复。于以知金针、砭石，用之有开决之功，熊经鸟伸⑤，行之为导引之法矣。经曰："血实宜决之，气虚宜掣引之。"其意若此。尝谓井非穿而泉不通，水非流而源不达。泉不自通，其通者必借于穿凿之力；源不自达，其达者本得于疏通之道。矧夫血之实者，岂不宜于破决？气之虚者，何不行于掣引？今荣者血也，以行乎脉中，卫者气也，而行乎脉外。血主濡之，诸经借此以滋育，气主煦之，百骸假是而温充。或寒热之邪，而结于血，故有壅塞之患；或劳伤太过，而损其气，乃见亏虚之证。血实则不能宣通，欲其通者，以决破而实自平；气虚则不能条畅，欲其和者，以掣引而虚自复。或开之以金针，或射之以砭石，此所谓之决破也。或

---

① 湿气胜……害于皮肉筋脉内：语本《素问·阴阳应象大论》王冰注。

② 湿者……薰气：语本《诸病源候论》卷一。薰气，《诸病源候论》卷一作"蒸气"。

③ 问：此题出自《素问·阴阳应象大论》。

④ 削：当归草堂本与六艺书局本作"消"。

⑤ 熊经鸟伸：此指五禽戏，为东汉华佗所创，仿"虎、鹿、猿、熊、鹤"五种动物的动作，来达到养生健身的一种方法。

象之于熊经，或效之以鸟伸，此所谓之掣引也。大抵破决之法，取刚利刺插，以散其荣之聚；掣引之机，取屈伸呼吸，而调其卫之失。又况痈肿之类，无非血实之使然，故必借之以开决之法；虚劳之属，无非气弱之所致，故必资之以导引之术，如是随其宜而用之，使血气无偏，而底于安平之道矣。考之于经，则曰："夫痈气之息者，宜以针开除去之。夫气盛血聚者，宜石而泻之①。"又《难经》曰："聚则肿热，砭射之也。"巢氏《虚劳候》所论导引："外转两足十遍，引去心腹诸劳②。"王氏注曰："决，谓决破其血。掣，读为导，导引则气行条畅。"由是证之，为医之士，固当抑其有余，扶其不足，又乌有实实虚虚之过哉！谨对。

第五道

问③：热之所过④，则为脓也？

对：热之所积，既有以至于过；毒之所溃，斯有以作其脓。盖阳邪太胜，热气内隆，薰郁于荣卫之间，既结塞而不解，欻发于形体之外，故痈肿之由生。经络因是而不宣，愈增壅热⑤，肌肉自兹而乃坏，积渐为脓。然则痈疡溃坏而作脓者，未有不由乎邪热之所过也。经曰："热之所过，则为脓也。"厥意存斯⑥。尝闻夫一身之内，赖荣血以滋充，百骸之间，借胃气而灌养，其和也则周流而有常，受邪也则壅滞而为病。今也外热

---

① 夫痈气……宜石而泻之：语出《素问·病能论》。
② 外转两足……心腹诸劳：语见《外台秘要》卷十七。
③ 问：此题出自《诸病源候论》卷三十二。
④ 过：超出，偏盛。
⑤ 壅热：当归草堂本与六艺书局本作"热痈"。
⑥ 斯：即此。

侵伤，则血壅而失其运布，阳邪乘客，则气滞而乖于流通，致经络闭塞于中，使痈肿焮发于外。因气血之不通，故其热转甚，积阳邪之不散，故其热益隆。始则焮赤于皮肤，次则溃坏于肌肉，何哉？热过①则邪气薰烁，邪炽则血肉腐烂，所以血腐而脓已化，肉烂而脓已成。浅者应皮色而微黄，深者或肉色而不变，此皆热邪之所过，留结溃坏而为脓也。何以证之？经曰："荣卫相干，遇热加之，血气壅积，结聚成痈，热积不散，血肉腐坏，化而为脓②。"《正理论》③亦曰："热之所过，则为痈肿。"巢氏于《痈候④》言之："若热甚者，则为脓。"斯可见矣。谨对。

论方一道

问：假令《太平圣惠方》治湿癣，痒不可忍，方用鲫鱼一枚，入硫黄末一分，从鱼口中送入腹内，用净砖一口，安鱼在上，以炭火周回熁⑤，令鱼焦黄，碾为细末，入腻粉⑥三钱，麻油调涂之。据本草，鲫鱼主诸疮，硫黄、腻粉皆杀虫之要药也。然后条⑦又载，治浸淫疮多汁者，亦用鲫鱼一枚，去骨取肉，豉二⑧百粒，相和捣烂，傅⑨于疮上。及观本草，豉主伤寒头痛、寒热、瘴气、恶毒等证，乃不治疮，而古人特用此物，相

① 热过：当归草堂本与六艺书局本作"过热"。
② 荣卫相干……化而为脓：语本《诸病源候论》卷三十三。
③ 正理论：为《素问·生气通天论》王冰注所引著作。已佚。
④ 痈候：指《诸病源候论·痈有脓候》。
⑤ 熁（xié 斜）：熏烤。
⑥ 腻粉：由水银、白矾、食盐合炼而成的药物。
⑦ 后条：指《太平圣惠方·治浸淫疮诸方》。
⑧ 二：《太平圣惠方》卷六十五作"一"。
⑨ 傅：通"敷"。涂抹。《说文通训定声·豫部》："傅，假借为敷。"

和捣之，以傅疮上，此何意也？愿并陈之。

对：疮癣发于外，固当施涂傅之方，药物有其殊，尤当辨制用之理。且湿痒之癣，本皮肤受风湿之邪，浸淫之疮，乃心经有风热之气。穷其源也，既所得之有异，施于治也，故立法而亦殊。或用鲫鱼而兼乎硫黄之属，以涂其癣；或以鲫鱼而和于豆豉之物，以傅其疮。治癣之方，著圣典而灼见其理；疗疮之法，考本草而实存其疑，自匪通变之机，未可得而论矣。伏承明问，假令《太平圣惠方》治湿癣，痒不可忍，方用鲫鱼一枚，入硫黄末一分，从鱼口中送入腹内，用净砖一口，安鱼在上，以炭火周回熁之，令鱼焦黄，碾为细末，入腻粉三钱，麻油调涂之。据本草，鲫鱼主诸疮，硫黄、腻粉皆杀虫之要药也。然后条又载，治浸淫疮多汁者，亦用鲫鱼一枚，去骨取肉，豉二百粒，相和捣烂，敷于疮上。及观本草，豉主伤寒头痛、寒热、瘴气、恶毒等证，乃不治疮，而古人特用此物，相和捣之，以敷疮上，此何意也？愿并陈之。大哉！此圣人惠民之妙，宜学者玩味之深，愚虽不敏，请为敷陈。窃原物具一性，则水陆所产者，皆可为①治病之需；性具一理，则药剂成功者，亦由乎制用之妙。必也得病情之源，明治体之奥，虽腑脏寒热之病，犹可以除，况皮肤疮癣之疾，岂不能愈？今夫风毒搏以为癣，则湿而不干，血气滞以生虫，则痒而不已。然《圣惠》治法，其方用鲫鱼、硫黄、腻粉、麻油之类。考之本草，鲫鱼主诸疮，硫黄杀疥虫。欲鲫鱼之为末，非煨烬而不能，苟硫黄之入火，必飞走而不住，以硫黄末入鲫鱼腹中，取其固伏，而气味皆全，用热火逼熁周回，令焦黄碾为细末，复以腻粉和之，麻油调之，

---

① 为：原作“以”，据当归草堂本与六艺书局本改。

盖二物亦皆治癣、杀虫之要药也。鲫鱼、硫黄之热，所以燥烁于湿虫；麻油、腻粉之润，所以浸袭于肌肉。夫如是湿之必干，痒之必止矣。此本草载其性用，故圣人制以为方，考之于经，曷有疑乎？后方治浸淫疮多汁者，亦用鲫鱼，兼淡豉以为治，据本草所载，豉味苦寒，即无治疮之文，究巢氏所论浸淫疮候，乃因风热之致①。夫浸淫疮者，是心家有风热，发于肌肤，初生甚小，先痒后痛而成疮，汁出侵溃肌肉，浸淫而渐阔。玩味于此，用豉之义，皎然明矣。盖风热客留于心经，疮疡浸淫于皮腠，痒痛不定，汁出不干，所以《内经》亦云："诸痛痒疮，皆属于心。"斯可见矣。以其疮之所生者，有风而兼热，豉之为性者，既苦而且寒，心经属火，苦则可以入心，风热皆阳，寒则可以折热。《内经》亦曰："苦入心。"又曰："寒胜热。"兹义著焉。然则豉之一物，虽本草不云治疮，复于《药性论》②载："其豉寒，热风皆中疮生者，可捣为丸，服之良。"且以作丸而服者，从内而达外，犹以为良。设欲和膏而敷者，自表而入中，岂不为妙？况乎此方之设，鲫鱼生用而不烧，亦恐火毒以助热，但去其骨，以一枚肉而为中，相合其豉，以二百粒而为数，共和捣而为膏，乃涂摊其疮上，俾风热散释于皮肤之间，令浸淫自消于肌肉之分。昧者不知乎此，自谓豉不主疮，疑而勿用，是未③达变通之道也。噫！《圣惠》良方，博施济众，虽疮癣之微疴，亦参求而立法。圣人忧民如此，医士可不研究乎！谨对。

八一

---

① 致：原作"至"，据当归草堂本与六艺书局本改。
② 药性论：唐·甄权所著。原书佚，现有《药性论》辑释本，尚志钧辑，得佚文403条，分为4卷。
③ 未：原作"末"，据当归草堂本与六艺书局本改。

假令二道

第一道

问：假令风毒肿候①，目即节气，当得何脉？本因是何脏腑受病？发何形候？今宜用是何方药调理？设有变动，又当随脉如何救疗？各须引本经为证，及本草逐药主疗、所出州土、性味、畏恶、正辅、佐使、重轻、奇偶及修制之法、处方，对答。

对：形体既虚，致风邪之入客，气血必壅，故肿毒之由生。且风性飘扬，鼓动于八方之内，人乘卫养，进袭于一体之间，邪干于正，荣卫壅遏而不宣，毒发于皮，肌腠肿结而不散，痛楚连连，有燃赤之状，瘭浆②垒垒，类火灼之形。穷其作病之源，实自风毒之气也。目即春令，届时发陈为候，气初通而未盛，万物有始萌之形，脉虽出而未隆，三部见微弦之象。经曰春胃微弦曰平，乃应时之脉也。今夫诊之，指下无端直之形，按于部中有轻浮之象。经云浮则为风，是应风毒肿之脉也。本因腠理既虚而不固，风邪乘虚而入伤，其候也起赤肿而不消，其状也生瘭浆而作痛。巢氏具其证云："风毒肿者，其先赤痛飙热，肿上生瘭浆，如火灼是也③。"详此之证，其毒犹轻，当用奇方治之。经曰"近者奇之"，宜用正一辅二奇方升麻汤。以升麻一味为主病之正，以防风、芎䓖④二味为佐正之辅，三味合而服之，使风毒既散而不留，则赤肿自消而不聚矣。设若皮毛

---

① 风毒肿候：见《诸病源候论》卷三十一。
② 瘭（biāo 标）浆：即脓疱。
③ 风毒肿者……如火灼是也：语出《诸病源候论》卷三十一。
④ 芎䓖：即川芎。

之病，而不求速治，斯①肤浅之患，日以迁延，则毒气既甚，传流入深，乃变为肿之候矣。当此之际，复持其脉，浮而兼大者，变病之象也。经曰："浮则为风。"又曰："大则病进。"虽其候与风肿之无殊，兼其外有壮热之时作，所以巢氏曰："毒肿之病，与风肿不同，时令人壮热，其邪毒甚者，入腹杀人②。"复详其证，已重于前，非奇方之可及，唯偶方而乃效。经曰："奇之不去则偶之。"宜用正二辅四偶方沉香连翘汤治之。以沉香、连翘二味为主病之正，又以独活、防己、芎䓖、甘草四味为佐正之辅，六味合而服之，使毒气不传于中，风肿自消于外，则毒肿之证亦获愈矣。由是论轻重之二证，随巢氏而已具于前。立奇偶之二方，按本草而今附于后。

治假令风毒肿候，正一辅二奇方升麻汤。升麻为正，味甘、苦，平、微寒，无毒。主风肿。生益州山谷。用一两，剉。防风为辅，味甘、辛，温，无毒。主风邪。生沙苑川泽。恶干姜、藜芦、白蔹、芫花。用半两，剉。芎䓖为辅，味辛，温，无毒。主肿毒。生武功川谷。白芷为之使，用半两，剉。右三味，㕮咀，每服三钱，水一盏半，煎至七分，去粗，温服，不拘时候。

治假令变证毒肿候，正二辅四偶方沉香连翘汤。沉香为正，微温。疗毒肿。用二两，剉。连翘为正，味苦，平，无毒。主痈肿。生泰山山谷。用二两，剉。独活为辅，味苦、甘，平，无毒。主风寒所击。生雍州川谷或陇西、南安。豚实为之使，用一两，剉。防己为辅，味辛、苦，平、温，无毒。主风肿。生汉中山谷。殷孽③为之使，杀雄黄毒，恶细辛，畏草薢。用

---

① 斯：原作"欺"，据当归草堂本与六艺书局本改。
② 毒肿之病……入腹杀人：语本《诸病源候论》卷三十一。
③ 殷孽：指钟乳石附于石上的粗大根盘。

一两，剉。芎䓖为辅，味辛，温，无毒。主肿痛。生武功川谷。白芷为之使。用一两，剉。甘草为辅，味甘，平，无毒。主通经脉。生河西川谷。术、干漆、苦参为之使，恶远志，反大戟、芫花、甘遂、海藻。微炙，用一两，剉。上六味，㕮咀，每服五钱重，水二盏，煎至一盏，去粗，温服，不以时候。谨对。

第二道

问：假令卒被损瘀血候①，目即节气，当得何脉？本因是何脏腑受病？发何形候？即今宜用是何方药调理？设有变动，又当随脉如何救疗？各须引本经为证，及本草逐药主疗、所出州土、性味、畏恶、正辅、佐使、重轻、奇偶及修制之法、处方，对答。

对：动作弗谨，卒有损折之愆，血脉既伤，遂成瘀塞之证。盖步履失防于躁速，忽尔而僵仆于前，登临罔顾于险危，遽然而堕坠于下，形著于外，既损伤而乖和，血行乎中，亦瘀搏而失运。显于证也，或胸痞而唇萎，腹不满而自觉填塞；发于候也，或舌青而口燥，意欲水不能下咽，喜于健忘，不欲闻声。观此证之外形，知荣血之内瘀，又何疑焉？目即节气，已属仲春，脉应中规之象，诊为平人之常。经曰："春应中规②。"今也脉象乖和，而反见微大之形，应至反常，而复有来迟之状，此脉既彰，卒损瘀血者有之矣。本经曰脉微大来迟，是应瘀血之病也③。本因起止失于堤防④，颠仆形于不测，外既损形，内

---

① 卒被损瘀血候：见《诸病源候论》卷三十六。

② 春应中规：语出《素问·平人气象论》。

③ 脉微大来迟……瘀血之病也：语本《金匮要略·惊悸吐血下血胸满瘀血病脉证治》。

④ 堤防：即提防。

必瘀血，其候则唇口萎燥而不泽，心志健忘而不定。故巢氏曰："夫有瘀血者，其人喜忘，不欲闻声①。病人胸满唇萎，舌青口燥，但欲水②不欲咽，无热，脉微大来迟，腹不满，其人言我腹满，为有瘀血。"详此之病，证未深危，方宜奇制。经曰"近者奇之"，宜用正一辅二奇方蒲黄散主之。以蒲黄一味为正，以生地黄、牛膝二味为辅，三味合而服之，使经络流通，筋脉和缓，则瘀血必然而散矣。设使外不施于涂傅之方，内不服以流畅之药，血气因滞而愈虚，风邪乘隙而相搏，变证乃生，而为被损久瘀血之病也。微大而迟之脉，在今而不见，小弱而涩之象，于此而乃彰。经云："脉小弱以涩，谓之久病③。"此其应也。巢氏言其证曰："此为被损伤，仍为风冷搏，故令血瘀结在内④，久不差也。"复详此病之重深，不类前疾之轻浅，奇方徒用而不能以痊，偶方速施而犹可取效。经曰"远者偶之"，宜用正二辅四偶方当归没药汤主之。以当归、没药二味为正，以芍药、通草、生地黄、甘草四味为辅，六味合而服之，血脉无留塞之乖，风冷有散逐之道，久瘀之血，自兹而散矣。夫如是，病有浅深，治有轻重，施用之法，已具于前，奇偶之方，附列于后。

治假令卒被损瘀血候，正一辅二奇方蒲黄散。蒲黄为正，味甘，平，无毒。主散瘀血。生河东池泽。用一两。生地黄为辅，味甘、苦，大寒。主堕坠，踠折，瘀血。生⑤咸阳川泽。恶

---

① 闻声：《诸病源候论》卷三十六作"闻物声"。
② 欲水：《诸病源候论》卷三十六作"欲漱水"。
③ 脉小弱以涩……久病：语出《素问·平人气象论》。
④ 血瘀结在内：原作"血瘀在"，据《诸病源候论》卷三十六改。
⑤ 生：原脱，据当归草堂本与六艺书局本补。

贝母，畏芜荑。用半两，剉。牛膝为辅，味苦、酸，平，无毒。主逐血气血结。生河内川谷。恶萤火、陆英、龟甲，畏白前。酒浸一宿，取出焙干，用半两，剉。上三味，碾为细末，每服三钱，温酒调下，不以时候。

治假令变证，被损久瘀血候，正二辅四偶方当归没药汤。当归为正，味甘、辛，虽大温，无毒。主止痛，除客血内塞。生陇西川谷。恶䕡茹，畏菖蒲、海藻、牡蒙。酒洗，焙干，用二两，剉。没药为正，味苦，平，无毒。主破血，止痛。生波斯国。用二两。芍药为辅，味苦、酸，平、微寒，有小毒。主散恶血。生中岳川谷。须丸为之使，用一两，剉。通草为辅，味辛、甘，平，无毒。主利九窍，血闭，诸结不消。生石城山谷。阴干，用一两，剉。地黄为辅，味甘、苦，大寒。主瘀血。生咸阳川泽。恶贝母，畏芜荑，用一两，剉。甘草为辅，味甘，平，无毒。主通血脉，利血气。生河西川谷积沙山及上郡。术、干漆、苦参为之使，恶远志，反大戟、芫花、甘遂、海藻。微炙，用一两，剉。上六味，㕮咀，每服半两，水酒各一盏，煎至一盏，去粗，温服，不以时候。谨对。

运气一道

问：癸酉年，五运六气所在、所宜、处方为对？

对：混沦①未判之前，总而为一气，阴阳既奠之后，分而为两仪。天得一以清，穹然而刚健于上；地得一以宁，隤然②而柔静于下；运处上下之中，回薄太虚之内。原其始也，分气

---

① 混沦：即混沌。谓古代传说中世界开辟前元气未分、模糊一团的状态。

② 隤（tuí 颓）然：柔顺貌。

运而三者备矣。要其终也，本阴阳而一以贯之。及乎支移而干变，运易而气移，论环会则六十年而一周，穷变化则十二月而一运。所以相生、相继、相克、相治者，阴阳过欠之不齐；或病、或平、或盛、或衰者，人物胥应而不紊。故圣人恐一气之或乖，虑庶民为众邪之所害，乃随上下客主之加临，预立寒热温凉以为治，使疾疢不作，灾害不生，同跻于仁寿之域矣。

今观癸酉之年，上见阳明燥金司天，下临少阴君火在泉，中行少徵①火运。是岁也，本为不及之年，谓其火运统岁，适会在泉少阴之火，而又阴年加之，则曰同岁会，气之平者也。经曰："阴年加之，曰同岁会。"其斯之谓欤。命其纪曰升明，正阳而治，德施周普，五化均衡，其气高，其性速，其用燔灼，其化蕃茂，其类火，其政明曜，其候炎暑，其令热，其脏心，其病瞤瘛。详兹之岁，同热者多天化，宜用微寒之药，治其一岁之愆。夫动而不息者，天之气则为之客，静而守位者，地之气则为之主，左右间气，随年辰显一岁之中，上下加临，逐气位布六步之内。且初之气，自岁前大寒，至当岁春分六十日有奇，上见太阴湿土为之客，下临木位为之主，地气迁，阴始凝，气始肃，水乃冰，寒乃化。其病中热，胀，面目浮肿，善眠，鼽衄，嚏欠，呕，小便黄赤，甚则淋，宜用苦热之药治其过耳。二之气，自春分至小满六十日有奇，上见少阳相火为之客，下临君火为之主，阳乃舒②，物乃生荣，厉大至，民善暴死，宜用咸冷之药治其过耳。三之气，自小满至大暑六十日有奇，上见阳明燥金为之客，下临相火为之主，天政布，凉乃行，燥热

---

① 徵：原作"微"，据当归草堂本与六艺书局本改。
② 阳乃舒：《素问·六元正纪大论》作"阳乃布，民乃舒"。

交合，燥极而泽，民病寒热，宜用苦温之药治其过耳。四之气，自大暑至秋分六十日有奇①，上见太阳寒水为之客，下临土位为之主，寒雨降，民病暴仆，振栗②，谵妄，少气，嗌干引饮，及为心痛，痈肿疮疡，疟寒之疾，骨痿，血便，宜用甘热之药治其过耳。五之气，自秋分至小雪六十日有奇，上见厥阴风木为之客，下临金位为之主，春令反行，草乃生荣，民气和，宜用辛凉之药治其过耳。终之气，自小雪至大寒六十日有奇，上见少阴君火为之客，下临水位为之主，阳气布，候反温，蛰虫来见，流水不冰，民乃康平，其病温，宜用咸寒之药治其过耳。于是安其运气，无使受邪，折其郁气，资其化源。

治六气之药，已布于前，调一岁之方，今附于后。

治癸酉年五运六气，正一辅二奇方升麻汤。升麻为正，味甘、苦，微寒，无毒。生益州山谷。用一两，剉。人参为辅，味甘，微寒。生上党山谷。去芦头，用半两，剉。前胡为辅，味苦，微寒，无毒。用半两。上三味，㕮咀，每服三钱，水一盏半，煎至八分，去粗，温服，不以时候。谨对。

---

① 六十日有奇：此五字原脱，据当归草堂本补。
② 振栗：原作"振慄"，据《素问·六元正纪大论》改。

卷　六

大义五道

第一道

问①：以左手揩穴令定，法其地不动，右手持针，象其天而运转也？

对：明于用针，得左揩右持之妙，知于法象，参地静天动之常。且左右则分于阴阳，天地则司于覆载。左手揩穴也，令其定而不移，所以法坤道之安静；右手持针也，欲其动而不息，所以象乾元之运行。即左右言之，则左欲静而右欲动，即动静论之，则静法地而动法天。行针用刺，合乾坤运止之功，泻实补虚，参天地损益之道。机要既得于心，精微斯应于手，诚以法则天地者，谓之贤人，故针刺之法，未尝或外于是矣。经曰："以左手揩穴令定，法其地不动，右手持针，象其天而运转也。"其意如此。尝谓一元既判，则大道裂一而为三，三才既分，则圣人贯三而为一。论天地机缄之运，无一而不合于人身，言人身起止之常，无一而不参于天地。至于治病达精微之妙，行针候子午之法，未有舍是理而外是道矣。盖积阴为地也，阴主乎静，故隤然守位而不移；积阳为天也，阳主乎动，故穹然运行而不息。用针之妙，则参乎阴阳之性，行刺之机，则合乎动静之常。以左手揩穴，欲其定则法乎地，以右手持针，欲其动则

---

① 问：此题出自《太平圣惠方》卷九十九。

象乎天。不法地之止静，则掐穴有偏侧之差，不象天之旋动，则行针有补泻之失。左则留神以掐穴，固不可以或动，右则存意以捻针，尤可以或止。不特此也，施治之间，法天地而损盈益亏，用针之际，在人身而补虚泻实。虚者补之，则扶其不足之气；实者泻之，则抑其有余之邪。虽假于毫芒之微，取于呼吸之顷，或入疾而出徐，或入徐而出疾，其所以能补能泻者，自非首明于左掐右持之妙，先法乎地静天动之常，则未闻其可也。考之于经，《素问》所谓"应地之气，静而守位①"。又曰："应天之气，动而不息。"又曰："补泻不失，与天地如一②。"又下文曰："右手存意捻针，左手掐穴，可重五两已来③，计其针，如转如不转，徐徐下之④。"又经曰："虚者徐而疾，实者疾而徐。徐即是泻，疾即是补⑤。"即是观之，自非得之于心而应之于手，则不足以论用针之法也。谨对。

第二道

问⑥：病有浮沉，刺有浅深，各至其理，无过其道？

对：病有浮沉，刺必分其浅深之宜，治皆合理，谨无过其气行之道。盖邪之感受，流变不同，病之留止，为证不一。浮则在于皮毛、肌肉之间，沉则在于筋脉、骨髓之内。浮则针之轻而当浅，沉则刺之重而欲深。远近随宜，皆至理而不可失，浅深在志，循气道而不可差，于是无太过内伤之患，无不及外

---

① 应地之气……守位：语出《素问·天元纪大论》。
② 补泻……与天地如一：语出《素问·脉要精微论》。
③ 已来：多，余。表示约数。
④ 右手……徐徐下之：语出《太平圣惠方》卷九十九。
⑤ 虚者徐而疾……疾即是补：语出《太平圣惠方》卷九十九。
⑥ 问：此题出自《素问·刺要论》。

壅之愆。自匪圣人得其针刺之要，则曷能论至于斯矣！经曰："病有浮沉，刺有浅深，各至其理，无过其道。"其意如此。原夫回生起死，莫逃用刺之功，劫病愈疾，岂外行针之妙？审病情之流变，既得于心，明针法之重轻，斯应乎手，如是则收功十全，匪药物之能及，始可与言得针刺之道矣。今也病有浮沉之异，为工不可以不明；刺有浅深之殊，用针不可以不达。分皮毛肌肉之受邪，别筋脉骨髓之为病，自骨髓而上至皮毛，则渐为之浮，故刺亦随之而渐浅；自皮毛而下至骨髓，则渐为之沉，故针亦随之而渐深。针毫毛腠理之间，则勿伤于皮；刺皮肤形表之分，则无伤于肉；针肉不可以伤脉，刺脉谨勿以伤筋；筋病刺筋而莫至于骨，骨病刺骨而勿中于髓。如刺骨髓之类，则失之于太深；如针肉至皮之属，则失之于太浅。太深者谓之太过，故损于荣卫，而邪气内伤；太浅者谓之不及，故益于他气，而荣卫外壅。浮则刺浅至病所，而行其宜，沉则刺深及病处，而合其理。各随其浅深之源，无过其气行之道。故圣人告戒，若其浅深不得，反为邪气内贼者，诚欲勉其存心于针刺之法，而无毫发之差而后已。何以明之？经曰："浅深①在志，远近若一，如临深渊。"又下文曰："过之则内伤，不及则生外壅，壅则邪从之。浅深不得，反为大贼，内动五脏，反生大病②。"即此推之，医道固甚难，而针法尤不易，苟非心谛手巧者，岂足以知此哉！谨对。

---

① 浅深：《素问·宝命全形论》作"深浅"。
② 过之……反生大病：语出《素问·刺要论》。

第三道①

问②：虚者徐而疾，实者疾而徐，徐即是泻，疾即③是补。补泻之法，一依此也？

对：审虚实之病，故用针有疾徐之不同；论补泻之法，在良工能遵守而不易。盖精气夺者谓之虚，则当补；邪气盛者谓之实，则当泻。且夫下针徐而出针疾也，故先徐则不扰于真，后疾则不走于气；下针急而出针缓也，故先急则可决于邪，后缓则可引于气。徐而掣针，故徐即是其泻；疾而掣针，故疾即是其补。虚者补之，真气渐复而自全；实者泻之，邪气既除而自治。所以随气虚实而用针，既分徐疾之有异，依此补泻而治病，斯明法守而不易矣。经曰："虚者徐而疾，实者疾而徐，徐即是泻，疾即是补，补泻之法，一依此也。"其意若此。尝谓病证多端，初不外于虚实，针刺异法，皆不越于补泻。在于人身也，有补虚泻实之异宜，法于天地也，有损盈益亏之常道。明于此者，万举万全，无实实虚虚之过也。今也审虚实受病之机，明补泻疾徐之要，皆前贤得针刺之妙，其法盖本乎此，纵后学有智巧之能，其用亦不外乎此。且虚乃精之不足，实为邪之有余。虚则当补，用针者先徐而后疾；实则当泻，用刺者先疾而后徐。缓而入针，俾经络安宁而不扰，疾而出针，使真气秘固而不离，兹所以谓之补焉。急而下针，致经络通畅而不塞，徐而掣针，令病气引泄而不绝，兹所以谓之泻焉。徐即是泻，以其出针之缓；疾即是补，以其出针之速。虚而当补也，故不可

---

① 第三道：原作"又大义第一道"，据目录律齐。原"第二道"、"第三道"改为"第四道"、"第五道"。

② 问：此题出自《太平圣惠方》卷九十九。

③ 即：原作"则"，据下文及《太平圣惠方》卷九十九改。

以疾而徐；实而当泻也，亦不可以徐而疾。然则用针虽一，施治则二，故圣人以疾徐先后之序为治法，补泻之机殆贻，后世遵守而不可易也。下文曰："计其针如转，如不转，徐徐下觉痛，即可重二两。若不觉，以经下之，入人荣至卫，至病得气，如鲔鱼食钓，即得其病气也。量其轻重，以经取之，名曰疾。徐者①，至病得气，欲出针时，子午缓缓而出，令引病气不绝，名曰徐也。既引气多，一向无补，名之曰泻之法。"一依如此而不违，损益之功，无过其道而不失。又况出针而徐，按手而疾，此亦谓之补；出针而疾，按手而缓，此亦谓之泻。所以圣人取疾徐之先后，为刺法之补泻，候气于子午者，诚得针刺之大要矣。又《内经·针解》②篇曰："徐而疾则实者，徐出针而疾按之；疾而徐则虚者，疾出针而徐按之。"又曰："补泻不失，与天地如一。"由是推之，先圣立用针之法，以为后世学者之权衡。谨对。

第四道

问③：若经脉之间，针灸病已？

对：在经脉之间，既有以受其邪，凭针灸之功，斯能以已其病。盖手有阴阳之六经，足有阴阳之六脉，行血气而运于周身，通阴阳而循于遍体。虚则感邪，舍于经隧之间，非药物之所宜；隙则受病，留于脉道之分，非汤剂而④可及。施于针刺，故邪随呼吸而易除；用其灸炳，故病因火力而遂已。是知经脉

---

① 者：原脱，据《太平圣惠方》卷九十九补。

② 内经针解：即《素问·针解》。

③ 问：此题出自《脉经》卷一。原文为"在肠胃之间，以药和之；若在经脉之间，针灸病已"。

④ 而：当归草堂本与六艺书局本作"之"。

之病，不施针灸而愈者，几希矣。经曰："若在经脉之间，针灸病已。"其意如此。夫病有表里之证，治有内外之法。内者内治，而病无不瘳；外者外治，而疾无不愈。如肠胃之病，则在乎内，必以药物而内和；如经脉之疾，则在乎外，必以针灸而外取。惟能明此，斯可坐收十全之功矣。且夫太阴、少阴、厥阴者，三阴之经；太阳、少阳、阳明者，三阳之脉。手有六经，行血气而纲维于体；足有六脉，通阴阳而贯络于身。随所虚之经隧，受所感之外邪，舍于其间而内不得通，留于其内而外不得泄。非肠胃之病，而药饵不能及；非脏腑之邪，而汤液莫能去。善治者，随其经而行针；能疗者，取其穴而灼艾。如病在手经之太阴，必取之以肺俞；如邪在足经之太阴，必取之以脾穴。针刺之法，借毫锋而引达诸经；灸焫之宜，资火力而速透诸脉。在经之病，得其刺而乃除；留脉之邪，因其灸而自释。脏腑内列，而会通六合；经脉外行，而各从其处。圣人灸刺而治经脉者，是明以外治外之法也。经曰："经脉者，行血气而通阴阳①。"又曰："经有十二，络有十五②。"又曰："会通六合，各从其经，气穴所发，各有处名③。"又曰："外者外治④。"是知圣人因其外之有病，而立其治外之法，则世无不愈之患矣。谨对。

第五道

问⑤：春刺井，夏刺荥⑥?

---

① 经脉者……通阴阳：语出《灵枢·本脏》。
② 经有十二……络有十五：语出《难经·二十六难》。
③ 会通六合……各有处名：语出《素问·阴阳应象大论》。
④ 外者外治：语出《素问·至真要大论》。
⑤ 问：此题出自《难经·七十四难》。
⑥ 荥：原作"荣"，据《难经·七十四难》改。

对：脏舍受病，因春夏而所感不同，刺法随宜，取井荥而为治各异。且肝属木而旺于三春，心属火而旺于九夏。井者，木也，故始生所出，而应于肝经；荥者，火也，故出流所聚，而应于心脏。春序受邪而在肝，故春必刺于井，而所出为井也；夏令感邪而在心，故夏必刺于荥，而所流为荥也。是知病以时而受，针以要而取。所以圣人审春夏之异，刺有春刺井、夏刺荥之法矣。经曰："春刺井，夏刺荥。"其意若此。且夫人有五脏而法于五行，脏应五行而旺于四序。邪气或侵，故伤于主时之脏，针法或用，故随于气应之穴。审春夏秋冬之异，取井荥经络之殊，各随脏脉之所宜，参符时序之所在矣。盖脏气之行，若泉源而不息，经脉之注，如川流而无穷。腑脏各有其井，故井者，气之所出；脏腑各有其荥，故荥者，气之所流。出则象于始生，故井乃属于肝木；流乃法于止聚，故荥乃属于心火。时届于春，乘春感邪，则病在于肝，故刺必取乎井；令当于夏，乘夏受邪，则疾在于心，故针必取乎荥。邪之所伤于人者固不同，治之所在于我者亦不一。观其色青，其臭臊之类，必知病之在肝者无疑说；察其色赤，及臭焦之属，必知疾之在心者有定论。春刺井以通肝，则肝邪自释；夏刺荥以通心，则心病自退。苟病不分于春夏，刺不别于井荥，欲其劫病，安可得乎？何则？经曰①："所出为井，所流为荥②。"又曰："井者木也，荥者火也③。"又下文曰："春刺井者，邪在肝；夏刺荥者，邪在心④。"又曰："假令肝病，色青者肝也，臊臭者肝也，喜酸

① 曰：原脱，据当归草堂本补。
② 所出……所流为荥：语出《难经·六十二难》。
③ 井者木也……火也：语出《难经·七十三难》。
④ 春刺井者……邪在心：语出《难经·七十四难》。

者肝也，喜呼者肝也，喜泣者肝也。其病众多，不可尽言也①。"由是推之，用针之法，则在变通，固不可执于一定之论矣。谨对。

论方一道

问：假令《太平圣惠方》载："古来用火灸病，忌八般木火，切宜避之。八木者，松木火难差增病，柏木火伤神多汗，竹木火伤筋目暗，榆木火伤骨失志，桑木火伤肉肉枯，枣木火内伤吐血，枳木火大伤气脉，橘木火伤荣卫经络。"窃②详灸焫之法，特忌以八木之火，而不忌他木之火者，何耶？况不避忌而用之，则所生之病又各不同。大抵古人著书而告戒，必有深意而存焉。请论而毋略。

对：劫病之法，当以灸而为先，灼艾之术，必以火而成效。盖灸则助阳而消阴，火则透经而行络。明其要旨也，资火力以去其病；昧于避忌也，因火气以增其疾。所以圣人取灯烛之火者，欲其润而无忌。古法避八般木火，切宜避之。八木者，松木火难差增病，柏木火伤神多汗，竹木火伤筋目暗，榆木火伤骨失志，桑木火伤肉肉枯，枣木火内伤吐血，枳木火大伤气脉，橘木火伤荣卫经络。窃详灸焫之法，特忌以八木之火，而不忌他木之火者，何耶？况不避忌而用之，则所生之病又各不同，大抵古人著书而告戒，必有深意而存焉。请详论而毋略。大哉！先圣之奥旨，愚虽不敏，姑以管见而论之。尝谓立身之道，济物居先；保寿之宜，治病为要。草木有蠲疴之力，针灸有劫病

---

① 假令肝病……尽言也：语出《难经·七十四难》。

② 窃：原作"切"，据当归草堂本与下文改。

之功，得其宜则万举万全，乖其宜则变证百出。是以灸焫之法，尤当知其所宜，而避其所忌也。谓如病在经络，邪传脏腑，或阴邪之有余，或阳气之暴脱，非针药之可及，须灸艾之取效。所以圣人求民之瘼①，恤民之隐，穷流注之要妙，陈穴道之根元，立其灸法之书矣。夫灸者取其腧穴，焫者灼之以艾火，其所以成效获验者，无非火力而已。至于点穴之际，固不可以或差，及其用火之时，尤不可以不谨。古之立法，以火灸病，而有八般木火之忌者，松、柏、竹、榆、桑、枣、枳、橘之谓也。诚哉！圣人之垂戒，岂无所自而然乎！且木感五气而生，色随五脏而应，如草有五芝，各以色而合五脏，石有五脂，亦以类而归五宫，皆同声而相应，同气而相求，实物理之自然也。柏木者，色赤而通于心脏；竹木者，色青而达于肝宫；榆木性滑而类水，故合于肾；桑木色黄而象土，故合于脾；枣木亦赤而通心，枳木本白而通肺。经曰："东方青色，入通于肝②。"又曰："南方赤色，入通于心③。"又曰："中央黄色，入通于脾④。"又曰："西方白色，入通于肺⑤。"又曰："肾者主水⑥。"又本草曰："榆性滑利。"此其谓也。以至松木易焫而火力轻借，橘木辛散而火势炎烁，虽无色类而相参，亦自性用而区别。是故柏木通心也，有伤神多汗之害；竹木入肝也，有伤筋暗目之愆；榆木入肾，则伤骨而失志；桑木入脾，则伤肉而肉枯；枣木之赤，亦取以通心，故内伤而吐血者有之；枳木之白，本能

---

① 瘼（mò 莫）：疾苦。
② 东方……入通于肝：语出《素问·金匮真言论》。
③ 南方……入通于心：语出《素问·金匮真言论》
④ 中央……入通于脾：语出《素问·金匮真言论》
⑤ 西方……入通于肺：语出《素问·金匮真言论》
⑥ 肾者主水：语出《素问·上古天真论》。

以入肺，故大伤于气脉者有之。经曰："心藏神。"又曰："入心为汗。"又曰："心主血。"又曰："肝之合筋也。"又曰："肝气通于目。"又曰："肾之合骨也。"又曰："肾藏精与志。"又曰："脾之合肉也。"又曰："肺主气。"此其谓也。与夫松火轻借，用之则灸疮难差，而病势愈增；橘火炎烁，用之则荣卫皆伤，而经络俱损。如是用八木之火者，必有所伤，用他木之火者，自无其损，故特避八木而不避于他木也。火忌有八，既所犯而不同，病证多端，故所生而亦异，随其所犯之木火，显其所伤之病证也。所以圣人有曰："如无木火者，惧其或犯于八木之火矣。"故古人取之以日光之火，后世用以灯烛之火，一则愈病而无忌，一则润疮而不疼。吁！先圣立法而告戒后世者，可谓至矣！为工者，乌可轻忽而不谨乎！谨对。

假令二道

第一道

问：假令呕吐候①，目即节气，当得何脉？本因是何脏腑受病？发何形候？即今宜用是何腧穴针灸？设有变动，又当随脉如何治疗？各须引本经为证，仍具《铜人腧穴针经》，随轻重、脉属经络，用针分寸，补泻之法，并灸壮数、处穴为对。

对：脾胃虚弱，既受风寒之邪，仓廪乖和，斯为呕吐之病。盖水谷假胃而包容，饮食资脾而播化。胃腑一弱，致风邪以乘凌；脾脏一虚，使外邪而入客。膈间则停于宿食，胃内则积于久寒，致水谷之海而乖于受纳，使仓廪之本而失于腐消，呕则因是而生，吐亦于斯而作，故呕吐之病，良由此矣。目即三春，

---

① 呕吐候：见《诸病源候论》卷四十。

届时盛德在木，万物始生而未盛，六脉濡弱而兼长，故为应时之脉，乃曰平人之诊。今也不然，寸脉见紧急之形，尺脉彰蹇涩之象，斯为呕吐之脉也。经曰："寸紧尺涩，其人胸满，不能食而吐①。"本因脾脏不足，胃腑亏，感于风寒之邪，停于宿留之饮，故其状气长太息，心常澹澹，胸中有如烦之慁，膈内有痞满之咎，或大便之闭难，或脏腑之溏泄。原其所以，皆呕吐气虚之使然也。巢氏曰："呕吐者，皆由脾胃虚弱，受于风邪所为也。若风在胃，则呕；膈间有停饮，胃内有久寒，则呕而吐。其状长太息，心里澹澹然，或烦满而大便难，或溏泄，并②其候。"详其病而尚轻，传其病而未久，宜针灸云门之穴，去其风寒之邪，补于脾胃之气，则呕吐之疾可得而愈也。设若服药不对，求治失时，俾荣卫之俱虚，致水谷之不纳，朝食暮吐，暮食朝吐，心下牢坚，形体寒热，则知其病变为胃反之候也。巢氏曰："荣卫俱虚，其血气不足，停水积食③在胃脘则脏冷，而脾不磨④，脾不磨则宿谷不化，其气逆而成胃反也。则朝食暮吐，暮食朝吐，心下牢，大如杯，往来⑤寒热，甚者食已即吐。"复持其脉，弦紧者，胃反之脉也。经曰："其脉弦而紧，弦则为虚，紧则为寒，虚寒相搏，故食已即吐，名曰胃反也⑥。"再详其证，病则出于呕吐，名则谓之胃反，针灸云门而不可及，故当取其中脘之穴，使寒邪散释，脾胃充盛，水谷得腐化之宜，饮食无反吐之咎，乃知其针灸之效也。

---

① 寸紧尺涩……不能食而吐：语出《脉经》卷八。
② 并：原作"变"，据《诸病源候论》卷二十一改
③ 积食：《诸病源候论》卷二十一作"积饮"
④ 而脾不磨：《诸病源候论》卷二十一作"脏冷而脾不磨"。
⑤ 往来：《诸病源候论》卷二十一作"往往"。
⑥ 其脉弦而紧……名曰胃反也：语本《诸病源候论》卷二十一。

谨按：《铜人腧穴针经》，脉属经络，用针分寸，补泻之法，并灸壮数、处穴，附之于后。

治假令呕吐候，针灸云门穴法：云门二穴，在巨骨下，气户两傍各二寸陷中，动脉应手，举臂取之是穴。足太阴脉气所发，治呕逆。上其穴，宜针入①七分，灸五壮，若深令人气逆。

治假令变证胃反候，针灸中脘穴法：中脘一穴，在太仓，是胃之募②，在上脘下一寸是穴。手太阳、少阳、足阳明所主，任脉之会，主治心匿不能食、反胃。上其穴，宜针八分，留七呼，泻五吸，疾出针。灸亦良，日灸二七壮，至四百壮止，忌猪③、鱼、生冷、酒、面、毒食、生菜、醋、滑等物。谨对。

第二道

问：假令头面风候④，目即节气，当得何脉？本因是何脏腑受病？发何形候？即今宜用是何腧穴针灸？设有变动，又当随脉如何治疗？各须引本经为证，仍具《铜人腧穴针经》，随轻重、脉属经络，用针分寸，补泻之法，并灸壮数、处穴为对。

对：阳经上行，既走于头面之部，腠理外弱，必受于风阳之邪。盖头为诸阳之会，面乃至阳之宗，因形体而亏虚，致风邪而入客，风则喜伤于阳经，上则先受于风气。其状也，恶风多汗，本阳气之偏虚；其候也，精明作痛，由邪正之相搏，此所以谓之头面风矣。目即时当春令，序届发陈，应阳气之渐升，在物汇之始育，脉见宽虚之形，诊兼软弱之象，斯为顺时之弦脉矣。今反诊得寸口之脉，而阴阳互见，关前之部，而表里相

---

① 入：原作"灸"，据六艺书局本改。
② 募：原作"幕"，据六艺书局本改。
③ 猪：当归草堂本与六艺书局本作"诸"。
④ 头面风候：见《诸病源候论》卷二。

乘，乃为头面风之脉矣。经曰："诊其脉，寸口阴阳表里互相乘，如风在首①。"有因运动劳役，有因新沐未干，阳气发泄，腠理空疏，致阳经之受风，使头面之为病，其状则多汗恶风，甚则头痛者是也。巢氏曰："头面风者是体虚，诸阳经脉为风所乘也。诸阳经脉，上走于头面，运动劳役，阳气发泄，腠理开而受风，谓之首风。病状头面多汗，恶风，病甚则头痛。又新沐中风，则为首风者也。"详其病而尚浅，受于邪而未深，宜针灸上星之穴，使风邪而散释，致头面而病愈，斯为针灸之效也。设若纵意违师，隐忍冀差，邪入脑户之间，病引目系之内，故脑转而目系以急，目急而运②冒以生，则知病变为风头运矣。巢氏曰："风头运③者，由血气虚，风邪入脑，而引目系故也。五脏六腑之精气，皆上注于目，血气与脉并上系，上属于脑，后出于项中，逢身之虚，则为风邪所伤，入脑则脑转而目系急，故成运也。"复切其脉，洪大而兼长者，乃为应病之诊也。经曰："其脉洪大而长者，风运④。"再详其证，邪气⑤入脑，病势已深，针灸上星而不及，故当刺其承光之穴，去其在脑之邪，愈其作运之证，斯为针刺之功矣。

谨按：铜人腧穴针法，脉属经络，用针分寸，补泻之法，并灸壮数、处穴，附之于后⑥。

治假令头面风候，针灸上星穴法：上星一穴，在额颅上，

---

① 诊其脉……如风在首：语出《诸病源候论》卷二。

② 运：通"晕"。眩晕。《灵枢·经脉》："五阴气俱绝，则目系转，转则目运。"

③ 运：《诸病源候论》卷二作"眩"。

④ 其脉洪大……风运：语本《诸病源候论》卷二。

⑤ 邪气：当归草堂本与六艺书局本作"邪风"。

⑥ 后：原作"右"，据当归草堂本改。

直鼻中央，入发际一寸，陷容豆是穴。督脉气所发，主疗头风。上其穴，宜针入一分，留十呼，泻五吸，针下气尽，更停针引之，得气即泻。灸亦得，然不及针，日灸三壮，不宜多也。

治假令变证风头运候，针承光穴法：承光二穴，在五处后二寸是穴。足太阳脉气所发，主风头运痛。上其穴，宜针入三分，不可灸。谨对。

运气一道

问：癸丑年，五运六气所在、所宜、处方为对？

对：一元未判，阴阳无自而可明，两仪既分，清浊从兹而可见。清阳辟上而为天，故天则布于六气；浊阴辟下而为地，故地则列于五行。一上一下，至神宰制于中；一尊一卑，五运回薄于内。运则有五，随其化而统于年；气则有六，因其岁而纪其步。分司天在泉之殊，别左右间气之异，至于有乖，有和，或过，或减，推岁运而攸分，究年辰而区别。平和则物阜民康，乖异则物衰民病。要在先立其年，以明其气尔。今观癸丑之年，上见太阴湿土司天，中行少徵火运，下临太阳寒水在泉。是岁也，火运统岁，运行阴干，谓之不及之年，命曰伏明之纪，是谓胜长，长气不宣，藏气反布，收气自政，化令乃衡，寒清数举，暑令乃薄，承化物生，生而不长，成实而稚，遇化已老，阳气屈伏，蛰虫早藏，其气郁，其用暴，其动彰伏变易，其发痛，其脏心，其病昏惑悲忘。详此之岁，应少徵而平和处之，宜用平和之药，治其一岁之过愆也。天气运动而不息，则为之客，地气应静而守位，则为之主，左右间气以显于其间，上下加临以布于其内。且初之气，自先岁大寒，至当岁春分前六十日有奇，上见厥阴风木为之客，下临木位为之主，地气迁，寒乃去，春气正，风乃来，生布①万物以荣，民气条舒，风湿相薄，雨乃后，民病血溢，筋络拘强，关节不利，身重筋痿，宜用辛凉之药，治其气之过尔。二之气，自春分至小满六十日有奇，上见少阴君火为之客，下临火位为之主，大火正，物承化，民乃和，其病温厉盛行，远近咸若，湿薰②相搏，雨乃时降，宜用咸寒之药，治其气之过尔。三之气，自小满至大暑六十日有奇，上见太阴湿土为之客，下临火位为之主，天政布，湿气降，地气腾，雨乃时降，寒乃随之，感于寒湿，则民病身重胕肿，胸腹满，宜用苦热之药，治其气之过尔。四之气，自大暑至秋分六十日有奇，上见少阳相火为之客，下临土位为之主，畏火临，溽薰化，地气腾，天气否隔，寒风晓暮，薰热相薄，草木凝烟，湿化不流③，则白露阴布，以成秋令，民病腠理热，血暴溢，疟，心腹满热，胪胀，甚则胕肿，宜用咸冷之药，治其气之过尔。五之气，自秋分至小雪六十日有奇，上见阳明燥金为之客，下临金位为之主，惨令④已行，寒露下，霜乃早降，草木黄落，寒气及体，君子周密，民病皮腠，宜用苦温之药，治其气之过尔。终之气，自小雪至大寒六十日有奇，上见太阳寒水为之客，下临水位为之主，寒大举，湿大化，霜乃积，阴乃凝，水坚冰，阳光不治⑤，感于寒则病人关节禁固，腰脽痛，寒湿推⑥于气交而为疾也，宜用甘热之药，治其气之过尔。由是必折其郁气，而取化源，使暴过不生，苛疾不起。

---

① 布：原作"有"，据六艺书局本与《素问·六元正纪大论》改。
② 薰：《素问·六元正纪大论》作"蒸"。下"薰"同。
③ 不流：原作"不下流"，据《素问·六元正纪大论》改。
④ 惨令：原作"燥令"，据《素问·六元正纪大论》改。
⑤ 治：原作"冶"，据当归草堂本与《素问·六元正纪大论》改。
⑥ 推：原作"持"，据《素问·六元正纪大论》改。

治六运之药，已布于前，调一岁之方，今附于后。

治癸丑年五运六气，正一辅二奇方人参汤。人参为正，味甘，微寒、微温，无毒。生上党山谷及远东。茯苓为之使，恶溲疏①，反藜芦。去芦头，用一两，剉。术为辅，味苦、甘，温，无毒。生郑山山谷、汉中南郑。防风、地榆为之使，用半两，剉。甘草为辅，味甘，平，无毒。生河西山谷积沙山及上郡。术、干漆、苦参为之使，恶远志，反大戟、芫花、甘遂、海藻。微炙，用半两，剉。上三味，㕮咀，每服三钱，水一盏半，煎至七分，去柤，通口服，不拘时候。谨对。

---

① 溲疏：又名巨骨、空木。为虎耳草科溲疏属植物溲疏的果实。

卷　七

大义五道

第一道

问①：吾上知天文，下知地理，天地夫人②教吾禁名，能禁疫鬼？

对：惟吾身于天地，能通文理之机，故天地之夫人，教吾禁疫鬼之法。且天有文华而列穹窿，地有井里而处于磅礴，人居覆载之中，位在气交之分。仰观于天也，上则可以知其文；俯察于地也，下则可知其理。四时有疫鬼之气，故天后教吾以禁名；一岁有瘟疠之邪，故地后授吾以禁法。断疵疠③以消除，辟瘟疫以退散，以其能穷天地之机，故天地夫人教我以禁疫之法矣。经曰："吾上知天文，下知地理，天地夫人教吾禁名，能禁疫鬼。"其意若此。原夫乾象穹窿，非智浅之可测；坤元广博，非悟性之难明。测之者，穷是理而靡所不知；明之者，达是道而无所不晓。惟能得贯通之机，故能传咒禁之法。今也天象昭垂，地形厚载，虹霓云雾④，日月星辰，凡纬于天者，谓之文；山岳河海，分野州域，凡丽于地者，谓之理。天以文而列于上，吾则仰观而可知；地以理而辟乎下，吾则俯察而可尽。

---

① 问：此题出自《千金翼方》卷二十九。
② 天地夫人：即天后、地后。道教神名。
③ 疵疠：亦作"疵厉"。即疫病。
④ 雾：当归草堂本与六艺书局本作"露"。

是故天皇夫人教我以禁疫之名，地皇夫人授我以去邪之法。苟疫鬼之干正，或瘟气之害真，以至四时之间，气序不调而非节，一岁之内，长幼有病而似同，或谓时行之气，亦名瘟疫之邪。持此禁咒之法，治其疫疠之邪，自非先圣有好生之德，著书立篇，流传于后世者，其禁法何所自而有哉！经曰："夫道者，上知天文，下知地理①。"又曰："天有八纪，地有五里②。"又下文曰："六壬六癸，百鬼速出，急急如律令③。"又仲景曰："一岁之内，长幼之病多相似者，此则时行之气也④。"然则禁法之妙，固自本乎天地夫人之传授，则凡见行持作用之际，尤不可以不谨也。谨对。

第二道

问⑤：凡欲学禁，先知五戒、十善、八忌、四归⑥？

对：五戒、十善，凡学法则贵于先明；八忌、四归，欲持禁必宜于备晓。且法不可以易持，禁不可以轻守。戒总有五，当持于未学之先；善总有十，欲知于未行之始。妄不亲于八忌，

---

① 夫道者……地理：语出《素问·气交变大论》。

② 天有……五里：语出《素问·阴阳应象大论》。

③ 六壬……如律令：语本《千金翼方》卷二十九。

④ 一岁……之气也：语出《伤寒论·伤寒例》。

⑤ 问：此题出自《千金翼方》卷二十九。

⑥ 五戒……四归：《千金翼方》卷二十九："五戒者，一曰不杀，二曰不盗，三曰不淫，四曰不妄语，五曰不饮酒嫉妒。十善者，一济扶苦难，二行道见死人及鸟兽死者皆埋之，三敬重鬼神，四不行杀害，起慈悯心，五不怜富憎贫，六心行平等，七不重贵轻贱，八不食酒肉五辛，九不淫声色，十调和心性，不乍嗔乍喜。八忌者，一忌见死尸，二忌见斩血，三忌见产乳，四忌见六畜产，五忌见丧孝哭泣，六忌抱小儿，七忌共女人同床，八忌与杂人论法。四归者，一不得著秽污不净洁衣服，即神通不行，二不得恶口咒诅骂詈，三不得共人语诈道称圣，四不得饮酒食肉，杀害无道。"

乱不犯于四归。修德以治其身，正已以参乎道，由是万神扶助，则禁法通行而灵验矣。经曰："凡欲学禁，先知五戒、十善、八忌、四归。"其意如此。尝谓三才之间，惟人最贵；万物之内，有生最灵。法清净，则与道合同；谨斋戒，则与神胥应。于是神灵则禁无不灵，已正则法无不正，此行法之道毕矣。今也学禁有要，持戒为先，明之则清净，而禁法通行；昧之则昏浊，而咒术徒用。五戒宜避也，如杀盗淫妄之类；十善可行也，皆恭谨慈善之属；八忌者，勿近于污浊；四归者，不犯于邪秽。有戒有善，贵知于欲学之初；有忌有归，当明于受持之始。修身合道，则万神扶助，而符禁通灵；正己无偏，则众圣护持，而咒术有验。或取于三才之和，或借于三光①之气，诵神秘之密言，噀②清净之法水，将以禁病，而病无不除，施于禁邪，而邪无不伏。自非谨持于斋戒，修治于形神，则欲其禁法之行者，难矣。经曰："凡受符禁者，皆清净斋戒③百日，不得近死亡、产乳、房室。"又曰："凡持禁之法，当斋戒百日，精心不行淫欲，惟得清净沐浴，著新净衣，口常不出恶言骂詈，精思静④念，勿生异想。"又曰："皆能治此者，万神扶助，禁法乃行⑤。"由是观之，不知戒谨，则岂足以与语行禁之法哉！谨对。

---

① 三光：指日、月、星。
② 噀（xùn 迅）：将水含在口中而喷出。
③ 斋戒：《千金翼方》卷二十九作"斋洁"。
④ 静：原作"净"，据《千金翼方》卷二十九改。
⑤ 皆能治此……禁法乃行：语本《千金翼方》卷二十九。

第三道①

问②：天阳在上，人阳在中，阴阳在地，水从下流，唾肿消化？

对：禁阴邪之偏胜，取三才阳气之和，咒水液之下流，散一身水肿之病。且天属阳而在上，故阳中有阴；地属阴而在下，故阴中有阳；人居天地之间，形禀阴阳之气。湿伤于外也，故水湿浸渍而肿必生；饮积于中也，故水液散漫而肿亦作。禁之有法，假三才纯阳，而制其阴湿之害；咒之有理，使水湿下达，而去其濡润之邪。虽水肿之洪隆，得咒唾而消化，故知禁法之妙，其神捷之若是也。经曰："天阳在上，人阳在中，阴阳在地，水从下流，唾肿消化。"其意如此。尝谓阴能制阳，阳能制阴者，此阴阳之常理。水曰润下，火曰炎上者，亦水火之自然。明二气之无偏，达五行之妙用，夫如是，则禁咒之术，始可以语其机矣。今也天处乎上，本积阳之所成，故天虽阳也，而肃肃之阴出焉；地处乎下，由积阴之所致，地虽阴也，而赫赫之阳发焉。人身法天而象地，形体负阴而抱阳，惟均等而得于平治，无偏胜而底于安平。今阴邪偏胜于身，肿满外见于体，或水湿之所致，本湿伤而气血不行；或水饮之使然，由水胜而湿邪不散。圣人立禁肿之法，取阳气于三才之分；圣人设禁肿之言，咒水流于至下之乡。以阳和而制于湿邪，故湿邪自释，即水流而导其水气，故水气自行必也。唾之则以正而去邪，故肿无不消；噀之则以平而却病，故肿无不化。然则水肿之病，得

---

① 第三道：原作"又大义第一道"，据目录律齐。原"第二道"、"第三道"改为"第四道"、"第五道"。

② 问：此题出自《千金翼方》卷二十九。

其行禁法者，则效随手验，病无不差矣。经曰："天有阴阳，地亦有阴阳①。"又曰："人之生也，负阴而抱阳②。"又曰："足胫肿曰水③。"又曰："湿胜则濡泻，甚则水闭胕肿④。"《洪范》云："水曰润下。"于以是而论咒禁之法，启自诚心之所感，非轻慢亵渎之所学，至于临危施治，以真气相资，以正气相辅，肿毒之患，乌能不成效乎！谨对。

第四道

问⑤：六甲六乙，邪鬼自出；六丙六丁，邪鬼入冥？

对：行禁法以治病，呼天干木火之神，即正气以去邪，逐肝心客忤⑥之鬼。盖六甲六乙应木，德于东方；六丙六丁应火，干于南位。神存诸干，假神化以去其邪；干寓五方，资干德以祛其鬼。倘肝魂不足，致外邪客忤于中；心神稍亏，使鬼气凌犯于内。称甲乙之木神，则安其魂，而邪出于外；祝丙丁之火气，则保其神，而鬼入于冥。故鬼邪客忤之气，即此而可禁矣。经曰"六甲六乙，邪鬼自出；六丙六丁，邪鬼入冥"之意，夫天地区分，皆五行之宰制；人身兆立，亦五行之斡旋。得其常则为正为和，失其常则为邪为病。所以禁鬼之法，故必取于五行祛病之功，故必赞于十干。若此者，以天地之正气，去人身之邪气也。是以五脏亏虚，七神衰弱，致外邪之浸伤，受鬼气之客忤，其候则腹痛而吐利，其症则气冲而闷绝。禁之有法，

① 天有阴阳……阴阳：语出《素问·天元纪大论》。
② 人之……抱阳：语出《重广补注黄帝内经素问·序》。
③ 足胫肿曰水：语出《素问·平人气象论》。
④ 湿胜……胕肿：语出《素问·六元正纪大论》。
⑤ 问：此题出自《千金翼方》卷二十九。
⑥ 客忤：旧俗以婴儿见生客而患病为客忤。

必称十干之神；咒之有要，必取五行之气。六甲六乙也，则干属东方之木；六丙六丁也，则干属南方之火。肝藏魂而属木，呼木干则肝魂自安；心藏神而法火，赞火干而心神自定。魂安于内，逐邪气出体；神守于中，祛鬼厉而入冥。举而言之，则其干有四；通而论之，则其干有十。从类而应于五脏，随合而却于外邪，所以圣人禁客忤之鬼，必取其十干之名。何以言之？下文曰："六戊六己，邪鬼自止；六庚六辛，邪鬼自分；六壬六癸，邪鬼自死。急急如律令①。"又巢氏曰："小儿神气软弱，忽有非常之物，或未识之人犯之，与鬼神气相忤而发病，谓之客忤也②。"又曰："人有魂魄衰弱者，则为鬼气所犯忤③。"又阴阳书④曰："甲乙属木，丙丁属火。"即此观之，资天地五行之气，去人身五脏之邪，舍神禁之妙，又曷能至是哉！谨对。

第五道

问⑤：逢水难，土王击之？

对：若逢水难，以戕其生，必呼土王，以致其击。盖患处异途，治击同类。或水运太过之年，或水郁暴发之际，临深履危而偶值于洪涛，登舟涉险而忽逢于流衍，遇见则乃为水难，禁法则击以土王。土王乃中央之尊，土盛则击制于水，如是则因其咒禁得以平之，故圣人流传后世，附于书禁之门，以备一时捍御之无措也。经曰："逢水难，土王击之。"其意如此。尝谓在天为雨露，在地为泉源，因地而为曲直，因器而成方圆。

---

① 六戊……如律令：语出《千金翼方》卷二十九。
② 小儿……客忤也：语本《诸病源候论》卷四十六。
③ 人有……犯忤：语出《诸病源候论》卷二十三。
④ 阴阳书：泛指论述阴阳五行一类的书籍。
⑤ 问：此题出自《千金翼方》卷二十九。

至柔也，其流则有经，趣下也，其行则有理。派分万殊而所适不同，会于一源而所本有异。善为时雨，使竭者、枯者皆得以被其泽，若彼郁发，致苗①者、秀者因得以为其害。何哉？岁水太过，郁发暴行，及于物而有霖霆骤注之愆，在于人而有漂泄沃涌之患，以致临险，或逢于水厄，登舟忽至于洪波，出乎仓卒，至于无措，有祝禳之法，可以脱难；有书禁之方，可以备急。呼以土王，击其所胜，水得土而乃平，土制水而乃治，庶可以免洪涛没溺之虞，因是以得全生安平之日②。所以土击其水，取夫相克之义。兹前贤流传，设为书禁，以备不测之难也。《内经》曰："太过何谓？岐伯曰：水曰流衍③。"又曰："水郁之发，阳气乃辟，阴气暴举④。"又曰："水得土而竭⑤。"又《阴阳书》曰："土克水。"下文曰："逢土难，木王击之，逢刀难，阳精击之⑥。"由是禁法之行，各有克制之相击，要不可以妄求也。谨对。

论方一道

问：假令《千金翼方》载太白仙人禁肿一法云，一二三四五六七，百肿皆疾出，急急如律令⑦。窃详肿之为病，固自不一，无非有所壅结而成也。今独念此七字，而令百肿皆疾出，何以言之甚寡，而效之甚速如此？请论立法之意。

---

① 苗：原作"苖"，据当归草堂本与六艺书局本改。
② 日：原作"自"，据六艺书局本改。
③ 太过……流衍：语本《素问·五常政大论》。
④ 水郁……暴举：语出《素问·六元正纪大论》。
⑤ 竭：《素问·宝命全形论》作"绝"。
⑥ 逢土难……阳精击之：语出《千金翼方》卷二十九。
⑦ 一二三四……急急如律令：语出《千金翼方》卷二十九。

对：邪胜而正衰者，受病之本始；法简而效著者，行禁之神功。盖疾病兆作也，能明根本之源，则可以行治疗之方；禁咒施用也，能通简妙之法，则可以臻急速之效能。明于此，则太白仙人之禁肿一二至七之咒言，精意贯行之，无有不验者矣。今观前问，假令《千金翼方》载太白仙人禁肿一法云："一二三四五六七，百肿皆疾出，急急如律令。"窃详肿之为病，固自不一，无非有所壅结而成也。今独念此七字，而令百肿皆疾出，何其言之甚寡，而效之甚速如此？请论立法之意。大哉！简易之法，请得而论之矣。尝谓两仪位乎上下，民庶处于中央，感其正气也，则为平而为和，受其邪气也，则为灾而为病。故受病之始，既因邪气之所致，则治病之法，必假正气而可除。或施汤药之功，或行针艾之制，或导引而按古法，或禁咒而布神方，悉以正道而去邪，诚心而拯苦，所以疗病皆愈也。今夫肿疾外作，病本不同，有因湿热之毒，侵客于形体之间；有因风寒之气，入舍于经络之内，使经脉壅滞而不畅，致血气凝涩而不通，结于形表之中，发为诸肿之病。故《黄帝内经》曰："气伤痛，形伤肿①。"又曰："因于气为肿②。"巢氏《诸肿候》曰："肿之生也，皆由风邪寒热毒气，客于经络，使血气涩而不通③，壅结皆成肿也。"至于无头无根者，由风邪之内客；有头有根者，本寒邪之内凝；色赤而作痛者，因热毒之所攻；不赤而不痛者，因风寒之未盛。有发为坚痒，有腐为血脓，或著胸背手足之间，或生头项脐腹之分。言其候则非一，论其名则多端，故古人总而言之，今曰百肿者也。况肿疾之治，方法具存，

---

① 气伤痛形伤肿：语出《素问·阴阳应象大论》。
② 因于气为肿：语出《素问·生气通天论》。
③ 血气涩而不通：《诸病源候论》卷三十一作"血涩不通"。

汤液醪醴治其中，针石镵①艾治其外，或涂药以散，或傅膏以摩，煎药汁以外淋，行水角而速射。凡治疗之法，皆欲去邪而安正，则书禁之设，亦为持正而去邪。然太白仙人以一二三四五六七之咒，使百肿皆疾出者，深有说焉。盖圣人立教以揆物，至于十而乃终；古人取数以行禁，至于七而足。用五星配于日月，合七政而照临万物；北斗处于帝座，列七星而斡旋四方。七曜周旋也，四方广照，以至明而释幽暗之愆②；七星定位也，众宿拱奉，以正气而镇鬼蜮之厉。所以禁咒之立法，多取七数为先，如瓦器盛水，以七盏而祭神；魁罡③效法，以七举而为步；取气则以七咽为准，持斋则以七日为期；或七遍以诵文，或七吸而纳气。审乎此，则立法自一而至七者，深有旨也。夫一以应天而在上，二以应地而处卑，三则象于三才，四则合于四序，五以法五行之数，六以参六律之音，至于七数而咒成，则效七星而罗列，皆乾坤正气之所寓，造化真气之所存。仙人之法，独取此数，以治肿而不治他疾者，亦有意也。以他病之生，皆邪气散入而作；独诸肿之证，因杂邪结聚而成。所发之处有高下之不常，所得之源有阴阳之不定，故取造化七数，阴阳在中包罗，总念而治之，取其以至正之法，除不正之邪。一唾随咒而速行，百肿乘时而疾出，虽大肿如山坚高而可以破，小肿如粟碎杂而可以消。应若影响，不容毫发之迟；急如律令，不容顷刻之缓。此太白仙人之咒，简易径捷，与其余禁肿之法不同也。譬如九针之论，上应天地、四时、阴阳，亦具数而立法云：一天、二地、三人、四时、五音、六律、七星、八风、

---

① 镵（chán 禅）：指石针。
② 愆（qiān 千）：同"愆"。过失。
③ 魁罡：指斗魁与天罡二星。

九野，身形亦应之①。是用针之道，有九数之所存，如行禁之方，有七数之所寓。论其法象之意，其揆一也。由是观之天下之事，唯真可以消②伪。万古之道，唯正可以治邪。或取于五方之神，或求于造物之数。上圣包罗而立法，智士精诚而奉行。则幽显感通，病邪应效，行书禁以疗疾，宜留意于此焉。谨对。

假令二道

第一道

问：假令金疮血出不止候③，目即节气，当得何脉？本因是何脏腑受病？发何形候？即今宜用是何方药调理？设有变动，又当随脉如何救疗？各须引本经为证，及本草逐药主疗、所出州土、性味、畏恶、正辅、佐使、重轻、奇偶及修制之法、处方，对答。

对：金刃所犯，既成疮而未愈；皮肤因损，斯出血以无时。且犯于刃，病为金疮。其轻也，伤皮肉筋骨之间；重也，害肠胃腑脏之内。使荣卫④不以循其道，致血流不得以运乎经。随疮口之溢出，则未尝而暂止；乘孔穴之散漫，则无时而或断。故金疮血出不止者，良由是矣。目即春候，届时阳和用事，万物于是而方生，人气届斯而未定，脉应中规而曰平。今反诊得涩脉之形者，故为失血之脉也。经曰："涩则少血⑤。"本因金

---

① 一天……亦应之：语出《素问·针解》。
② 消：原作"销"，据当归草堂本与六艺书局本改。
③ 金疮血出不止候：语本《诸病源候论》卷三十六。后者作"金疮血不止候"。
④ 荣卫：当归草堂本与六艺书局本作"荣血"。
⑤ 涩则少血：语出《脉经》卷四。

刃所伤，其证出血而不断者是也。巢氏曰："金疮血出不断，其脉大而止，三七日死。金疮血出不止，前赤后黑，或黄或白，肌肉腐臭，寒蜱①强急者，其疮难愈，亦死。"详其证而未危，得其疾而未久，宜用正一辅二奇方麒麟竭②散。以麒麟竭一味为主病之正，以花蕊石、硫黄二味为佐正之辅，三味合而傅之，使疮合血止者，是其药之效也。设若违师治疗，用药乖宜，亡血过多而心守不安，失血太甚而惊悸不定，故知必变为金疮惊悸之候也。巢氏曰："金疮失血多者必惊悸，以其损于心故也。心主血，血虚则心守不安，心守不安则喜惊悸。悸者，心③动也。"复切其脉，指下动摇之形者，故为惊悸之脉也。经曰："动为痛、为惊④。"再详其证，病势甚于前时，疾证生于神脏，用奇方傅贴而弗及，必偶制服饵而可效，宜用正二辅四偶方人参当归散。以人参、当归二味为正，以丹砂、芎䓖、干地黄、茯苓四味为辅，六味合而服之，使荣血渐生，心神镇守，斯为药之效矣。

谨按：本草逐药主疗、所出州土、性味、畏恶、正辅、佐使、重轻、奇偶及修制之法、处奇偶二方，列之于后。

治假令金疮血出不止候，正一辅二奇方麒麟竭散。麒麟竭为正，味甘、咸，平，有小毒。主金疮。用二两，研细末。花蕊石为辅，主金疮止血。出陕华诸郡。用一两，碾为细末。石硫黄为辅，味酸，温、大热，有毒。主止血。生东海牧羊山谷

---

① 蜱（bào 报）：发硬。原作"蜱"，据《诸病源候论》卷三十六改。
② 麒麟竭：血竭的别名。
③ 心：原脱，据《诸病源候论》卷三十六补。
④ 动为痛为惊：语出《脉经》卷四。

中及泰山①河西山。用一两，为末。上三味除麒麟竭外，将花蕊石、石硫黄二味为末，入瓷罐内，盐泥固济，用炭火五斤煅②，炭尽为度，取出顿③地下，出火气一宿，再碾细，将麒麟竭末和匀，傅患处，无时。

治假令变证金疮惊悸候，正二辅四偶方人参当归散。人参为正，味甘，微寒、微温，无毒。止惊悸。生上党山谷中及辽东。茯苓为之使，恶溲疏，反藜芦。去芦头，用二两。当归为正，味甘、辛，温、大温，无毒。主金疮，补五脏。生陇西川谷。恶茴茹，畏菖蒲、海藻、牡蒙。去芦头及土，酒浸一宿，焙干，用二两。丹砂为辅，味甘，微寒，无毒。养精神。生符陵山谷。恶磁石，畏碱④水。用一两，研细，水飞。芎劳为辅，味辛，温，无毒。主金疮。生武功川谷、斜谷西岭。白芷为之使，用一两。干地黄为辅，味甘、苦，寒，无毒。补五脏内伤不足。生咸阳川泽。恶贝母，畏芜荑。用二两。茯苓为辅，味甘，平，无毒。主惊邪恐悸。生泰山山谷。去赤皮，用一两，剉。上六味，为细末，每服三钱，温酒调下，不拘时候。谨对。

第二道

问：假令金疮着风肿候⑤，目即节气，当得何脉？本因是何脏腑受病？发何形候？即今宜用是何方药调理？设有变动，又当随脉如何救疗？各须引本经为证，及本草逐药主疗、所出州土、性味、畏恶、正辅、佐使、重轻、奇偶及修制之法、处

① 泰山：原作"太山"，据当归草堂本改。
② 煅：原作"煆"，据文义改。
③ 顿：放置。又，六艺书局本作"倾"。
④ 碱：原作"咸"，据《本草纲目》卷九"丹砂"条改。
⑤ 金疮着风肿候：见《诸病源候论》卷三十六。

方，对答。

　　对：金疮未已，既感于风寒之气，邪正相搏，必生于洪肿之愆。且形因金刃之伤，病为金疮之候，微则皮开而肉坼①，甚则骨断而筋伤。知于保调者，则封护而外邪莫侵；昧于将理者，则裸露而风邪斯入。风搏于气，而气不宣流；气搏于风，而风无通泄，俾皮肿而疮高，致肉䐈②而疮突。所以然者，金疮著风之故也。目即春阳已至，物汇始生，荣卫至此而方通，人气于斯而渐盛，故脉应微弦曰平。今反诊得浮虚之象者，故为风邪之脉矣。经曰："浮为风、为虚③。"本因金刃既伤，风邪又入，其证皮肤肿起，疮口高突者是也。巢氏曰："此由疮着于风，风气相搏，故肿也④。"详其证而尚轻，受其邪而犹浅，宜用正一辅二奇方防风散。以防风一味为主病之正，以芎劳、雄黄二味为佐正之辅，三味合而服之，使风邪散释，洪肿渐消，此其药之效也。设若治之稍缓，疗之失时，故风寒自外而归中，外邪从表而入脏，其状背直而口急，其候头摇而马鸣，故知其病必变为金疮中风痉候矣。巢氏曰："夫金疮痉者，此由血脉虚竭，饮食未复，未满月日，荣卫伤穿，风气得入，五脏受寒则痉。其状口急背直，摇头马鸣，腰为反折⑤。"复切其脉，浮而兼迟者，为金疮风痉之脉也。经曰："浮则为风。"又曰："迟者脏也。"再详其证，病则甚于先时，邪则入于五脏，用奇方而不及，必偶方而可效，宜用正二辅四偶方防风芎劳汤。以防风、

　　① 坼：原作"拆"，据文义改。
　　② 䐈（zhí 直）：肥。
　　③ 浮为风为虚：语出《脉经》卷四。
　　④ 此由……故肿也：语出《诸病源候论》卷三十六。
　　⑤ 夫金疮……反折：语出《诸病源候论》卷三十六。

卷七

芎劳二味为正，以当归、天雄、独活、干姜四味为辅，六味合而服之，使风邪散释，脏气安和，则背直腰反之证，悉得愈矣。

谨按：本草逐药主疗、所出州土、性味、畏恶、正辅、佐使、重轻、奇偶及修制之法、处奇偶二方，附之于后。

治假令金疮着风肿候，正一辅二奇方防风散。防风为正，味甘、辛，温，无毒。主风邪及金疮。生沙苑川泽及邯郸、琅琊、上蔡。恶干姜、藜芦、白蔹①、芫花。去义枝，用一两。芎劳为辅，味辛，温，无毒。主中风及金疮。生武功川谷、斜谷西岭。白芷为之使，用半两。雄黄为辅，味苦、甘，平、寒、大温，有毒。主绝筋破骨，百节中大风。用半两，别研细，用水飞。上三味，为细末，每服二钱，温酒调下，不拘时候。

治假令变证金疮中风痉候，正二辅四偶方防风川芎汤。防风为正，味甘、辛，温，无毒。主金疮内痉。生沙苑川泽及邯郸、琅琊、上蔡。恶干姜、藜芦、白蔹、芫花。去义枝，用二两。芎劳为正，味甘、辛，温，无毒。主中风及金疮。生武功川谷、斜谷西岭。白芷为之使，用二两。当归为辅，味甘、辛，温、大温，无毒。主金疮及中风痉。生陇西川谷。恶茴茹，畏菖蒲、海藻、牡蒙。去土及芦头，酒浸一宿，焙干，用一两。天雄为辅，味辛、甘，温、大温，有大毒。主大风及金疮。生少室山谷。恶腐婢。炮裂，去皮脐，用一两。独活为辅，味苦、甘，平，微温，无毒。主风寒所击，金疮。生雍州川谷或陇西南安。豚实为之使，用一两。干姜为辅，味辛，温、大热，无毒。逐风邪。生犍为川谷及荆州、扬州，恶黄芩、黄连、天鼠粪。炮，用一两。上六味，㕮咀，每服五钱，水二盏，煎至八

---

① 蔹：原脱，据当归草堂本补。

分，去柤，温服，不拘时候。谨对。

运气一道

问：甲寅年，五运六气所在、所宜、处方为对？

对：道生一而有太极，一生二而分两仪。天得一而以清，布六气于穹窿之表；地得一而以宁，列五行于磅礴之间，寒暑燥湿风火于是而推迁，木火土金水①由兹而妙用。司运者，则六十年各统于一岁；司气者，则十二月共主于一年。太过不及而可分，承岁天符而可别。气用相得则谓之和，故民康而物盛；气用相违则谓之变，故民疾而物衰。至于在上司天，在下司地，五运循环，六气迁复，自匪先立其年，则何自而推明矣。今观甲寅之年，上见少阳相火司天，中行太宫土运，下临厥阴风木在泉。是岁也，天气与运气有相生、相继之道，司天与在泉无相克、相制之宜。运行阳干，是为太过之年，命曰敦阜之纪，是谓广化，厚德清静，顺长以盈，至阴内实，物化充成，烟埃朦郁，见于厚土，大雨时行，湿气乃用，燥政乃辟，其化圆，其气丰，其政静，其令周备，其动濡积并稸，其脏脾胃，其病腹满，四肢不举。详此之岁，乃异风热者少寒化，宜用微寒之药，治其一岁之过愆。夫天气运动而不息则为之客，地气应静而守位则为之主，左右间气以显于其间，上下加临以布于其内。且初之气，自先岁大寒，至当岁春分六十日有奇，上见少阴君火为之客，下临木位为之主。地气迁，风胜乃摇，寒乃去，候乃大温，草木早荣，寒来不杀，温病乃起，其病气怫于上，血

---

① 水：此后原有"火"字，根据前文"天布六气，地列五行"之论删。当归草堂本作"土"。

溢目赤，咳逆头痛，血漏，胁满，肤腠中疮，宜用咸寒之药，治其气之过耳。二之气，自春分至小满六十日有奇，上见太阴湿土为之客，下临火位为之主。火反郁，白埃四起，云趋雨府，风不胜湿，雨乃零，民乃康，其病热郁上，咳逆呕吐，疮发于中，胸嗌不利，头痛身热，昏愦，脓疮，宜用苦热之药，治其气之过耳。三之气，自小满至大暑六十日有奇，上见少阳相火为之客，下临火位为之主。天政布，炎暑至，少阳临上，雨乃霪，民病热中，聋瞑血溢，脓疮，咳呕，鼽衄，渴，嚏欠，喉痹目赤，善暴死，宜用咸冷之药，治其气之过耳。四之气，自大暑至秋分六十日有奇，上见阳明燥金为之客，下临土位为之主。凉乃至，炎暑间化，白露降，民气和平，其病满身重，宜用苦温之药，治其气之过耳。五之气，自秋分至小雪六十日有奇，上见太阳寒水为之客，下临金位为之主。阳乃去，寒乃来，雨乃降，气门①乃闭，刚木早凋，民避寒邪，君子周密，宜用甘热之药，治其气之过耳。终之气，自小雪至大寒六十日有奇，上见厥阴风木为之客，下临水位为之主。地气政②，风乃至，万物反生，霜雾以行，其病关闭不禁，心痛，阳气不藏而咳，宜用辛凉之药，治其气之过耳。由是必折其郁气，先取化源，使暴过不生，苛疾不起。

治六气之药，已布于前，调一岁之方，今附于后。

治甲寅年五运六气，正一辅二奇方人参汤。人参为正，味甘，微寒、微温，无毒。生上党山谷及辽东。茯苓为之使，恶溲疏，反藜芦。去芦头，用一两。麦门冬为辅，味甘，平、微

---

① 气门：即汗孔。

② 政：《素问·六元正纪大论》作"正"。

寒，无毒。生函谷川谷及堤坂肥土石间久废处。去心，日干，用半两。甘草为辅，味甘，平，无毒。生河西川谷积沙山及上郡。术、干漆、苦参为之使，恶远志，反大戟、芫花、甘遂、海藻。微炙，用半两。上三味，㕮咀，每服三钱，水一盏半，煎至八分，去滓，温服，不拘时候。谨对。

卷　　八

脉义二道

第一道

问①：脉浮有表无里，阳无所使，不但危身，并中其母？

对：夏见浮而反下，故表不解而里复虚，阳外偏而失使，故心既伤而肝亦损。且盛夏届时脉应浮，而汗之为当，伏阴在脏，医既昧而下之为逆，表热仍在，里复受其所伤，阴气既亏，阳无施其所使。既妄治而不顺其时，非独害于心火，因误下而并中其母，亦兼伤于肝木。然则医之过失，而伤肝心子母之脏者无他，由夏日妄攻，不究其脉形之浮也。经曰："脉浮有表无里，阳无所使，不但危身，并中其母。"其意若此。尝谓施治之道，讵可不参于时？汗下之法，乌不可从于脉？逆时违脉，非惟邪气之不除；伤阴害阳，反致脏真之受损。今也时属乎夏，当阴气归伏于中，脉应乎浮，法阳热正隆于外。阴在内则脏腑易虚，攻下之方，固不可以轻用；阳居表而汗液当泄，荡涤之剂，尤不可以妄投。粗工误治，与病脉失两审之宜，下药乱施，俾脏气有重虚之弊，所以里之受损，表热弗可得而除，阴之已亏，外阳不能为之使，阴阳错杂而失其平，脏真衰微而乖其用。矧夫心火王于夏，受疾则必在其经，肝木生于心，子病则亦虚其母。即五行而言之，火窃木气之相生，火衰则木无不损；在

---

① 问：此题出自《脉经》卷三。

五脏而论之，心借肝经之相助，心亏则肝无不伤。大抵当夏之时，阳用其事，脉应浮，而必知表阳之咎，治当汗，而反施攻下之方，致阴乖所守于中，而里气之重虚，俾阳无所使于外，而表邪之不解，在本位，而不但危于心火之气，由其逆时，而并复中于肝木之经。所以然者，肝为心母，心为肝子，妄下重虚，则二脏俱伤，而子母悉病，实由医之过也。不然则上文所谓："阳气上出，汗见于头，五内干枯，胞中空虚，医反下之，此为重虚①也。"本注曰："阳盛脉浮，则宜发其汗，而反下之，损于阴气。阳为表，阴为里。经言阳为阴使，阴为阳守，相须而行。脉浮，故无里也。治之错逆，故令阴阳离别，不能复相朝使。下之不但伤心，并复中肝②。"观乎此，为医之士，必当谨候三部，无逆四时，然后可以无虞矣。谨对。

第二道

问③：三部沉浮正等，按之无断绝者，有娠也？

对：诊三部沉浮而正等，既无断绝之形，知二气施化而皆和，必有妊娠之道。且胚胎肇始于中，脉象相符于外。沉浮相得，既不偏于部分之间，呼吸齐均，斯弗绝于举按之次，此阳施阴化而勿夺，乃成三部之和，应血凝气聚而无亏，当有重身之兆。是知经血留止，脉象平调，则决为娠者，岂无所自而然耶？经曰："三部沉浮正等，按之无断绝者，有娠也。"其意若此。且夫脉体即④血气而成，诊之无偏者，因血气和调而至；动应假阴阳而见，按之不绝者，由阴阳顺适而彰。脉既无作病

---

① 虚：原脱，据《脉经》卷三补。
② 阳盛……中肝：语出《脉经》卷三。
③ 问：此题出自《脉经》卷九。
④ 即：六艺书局本作"本"。义长。

之乖，身必有成胎之道。何者？寸为阳部，可以候荣卫之源；尺主阴经，足以察神精之本。当尺寸上下之间，为阴阳出入之界，不大不小，此血气之通调；应浮应沉，乃阴阳之正等。因举按不绝于指，必冲和有余于中，方其经忽闭而不月，身有病而无邪，脉既有应，知冲任于化之无疑；娠必肇始，兹元气符合之有道。彼夫少阴动甚也，诊之者断曰怀妊；尺中别阳也，得之者决为有子。此一脉独见，犹如影响之不差；况三部齐同，定若桴鼓之相应。诊诸妇人，欲知有妊之脉，皆不可以他求，当以是为法也。上文有曰："阴搏阳别，谓之有子。此是血气和调，阳施阴化也。诊其手少阴脉动甚者，妊子也。少阴，心脉也，心主血脉①。"又曰："肾名胞门、子户，尺中肾脉也，尺中之脉，按之不绝者，妊娠脉也②。"即是而推之，三部正等，以为妊娠者，信不诬矣。谨对。

大义三道

第一道

问③：二七而天癸至，任脉通，太冲脉盛，月事以时下，故有子？

对：女数二七而天癸至，则冲任既盛而应期；日满三旬而经血行，故阴阳至和而有子。盖禀阴道为女子之质，女子者，全阴之生也，受阳奇合天癸之数。天癸者，水干之名也。至二七海满而弗越其度，每三旬经行而不失其时，所以冲为血海而

---

① 阴搏……血脉：语出《脉经》卷九。
② 肾名……脉也：语本《脉经》卷九。
③ 问：此题出自《素问·上古天真论》。

既满，由斯得输泄之和，任主胞胎而亦通，自此有怀妊之道。虽天癸之使然，实生育之常数矣。经曰："二七而天癸至，任脉通，太冲脉盛，月事以时下，故有子。"其意如斯。原夫有天地然后有万物，有万物然后分男女。盖乾道成男，男子为阳而数奇，本七而合于少阳；坤道成女，女子为阴而数偶，本八而应于少阴。男七宜益，故益其一而为八，是阳得阴数而成焉；女八宜损，故损其一而为七，是阴得阳数而立焉。今夫女子虽集于众阴，资乾元以为本；天真虽始于七岁，禀阳道以相和，况适当二七之数，乃应初笄①之时。因天癸之方行，致冲任之通盛，血海由兹以满，必盈溢而欲其流转，月事以时而下，当通泄而见其调匀，如昼夜之更迭，若海水之朝夕，遇三旬而输泻，应环会之无差，合二气之氤氲，有淳化之至妙。以其冲者通也，故经至此而方行；任者妊也，则子由兹而乃有。是知形之所囿，而不能免，数之所定，而莫能逃。逮夫经水绝止而地道不通，冲任衰微而形坏无子，至是之时，固自有数，则始终成败，皆不出于自然之理故也。何以言之？王氏注曰："癸谓壬癸，北方水干名也。任冲②皆奇经脉也，肾气全盛，冲任流通，经血渐盈，应时而下。然冲为血海，任主胞胎，二者相资，故能有子③。"又巢氏云："冲脉、任脉之海，皆起于胞内，手太阳小肠之经也，手少阴心经也，此二经为表里，主下为月水④。"又曰："阴阳和调，二气相感，阳施阴化，是以有娠⑤。"以是而

---

① 初笄（jī机）：古时指女子十五岁盘发插笄的年龄，即成年。
② 任冲：原作"任脉"，据六艺书局本改。
③ 癸谓……有子：语本《素问·上古天真论》王冰注。
④ 冲脉……月水：语出《诸病源候论》卷三十七。
⑤ 阴阳……有娠：语出《诸病源候论》卷四十一。

知人生于地，命垂于天，男女虽不同，盛衰实由于天数矣。谨对。

第二道

问①：欲令胎寿，当治其母？

对：当胚胎已肇之初，欲令子以全寿，即血气既凝之际，当治母以平调。方其为母也，冲任通盛而为妊子之期，逮其怀躯②也，血气温充而为寿胎之本。今因胎养胎而欲得其寿，必先事虑事而预为之防，不善治则散其凝聚，斯不得以成胎，或挟寒则浊其血气，故不能以致寿。亦如鸡之伏③子，拔一毛则覆子不遍，正谓人之养胎，受外寒则育胎不成，故欲令胎寿，要当治其母者也。经曰："欲令胎寿，当治其母。"其意如斯。夫论治病之道者，必求本以为先；务养胎之法者，当治其母以为要。且人生于地，命垂于天，言其立命，虽假天地以生成，原其赋形，实赖血气而化育，兆于胞胎之内，资血凝气聚而成，冥于隐默之中，食气味形精而养。然则食气于母，所以养其形，故得于母者为甚多，食味于母，所以养其精，故禀于母者为甚众。是以或谓之胎，既食于母，谓资始也；或谓之胚，未成为器，犹之坯也。至于娠则时动，怀则身依，论是数者，非谓胎已具而不由于母，必待母先和而可保于胎。今夫自经断血闭于一月之后，当气聚血凝于三月之时，不可挟寒而伤胎，惟务得温而养体。故阳主生而阴主杀，阳气清而阴气浊。远取诸物，譬如伏子之鸡，一羽不覆则溷浊④于中；近取诸身，类夫养胎

---

① 问：此题出自《脉经》卷九。

② 怀躯：怀胎。

③ 伏：孵卵。当归草堂本作"覆"。

④ 溷（hùn译）浊：同"混浊"。混乱污浊。

之母，一气不调则动变于内。倘母有挟寒，则必见腹寒掌逆之证，如工之施治，则无出温经养胎之方。故知治则寿，而违则夭，热则禄，而寒即浊，有妊之人，可不为之戒哉！上文所谓："有一妇人来诊，自道经断即去。师曰：一月血为闭，二月若有若无，三月为血积，譬如鸡伏子，中寒即浊，中热即禄①。"下文有云："挟寒怀子，命则不寿也。譬如鸡伏子，试取鸡一毛拔去，覆子不遍，中寒者浊。今夫人有躯，少腹寒，手掌反逆，奈何有躯？妇人因言当奈何？师曰：当与温经汤。"举是而论之，欲以寿其胎，当以治其母者，岂不信然！谨对。

第三道

问②：衰其大半而止？

对：毒药不容于不用，既衰其大半之病；毒药不可以全用，当明其即止之法。且胞胎内系血气始凝，苟有大积大聚之证，何惧攻邪破坚之药？然药本攻邪也，岂能遽达于胞胎；剂不尽行也，恐有过伤于子脏。若执以伤胎破血之论，则母病不去，而子安能保？当行以解急，有毒之药，则势衰大半，而病无深害，母既无殒，胎亦自安。在重身固当以避其毒，至于病势急切而犯之者，盖所以存其大也。经曰："衰其大半而止。"厥意如此。夫流变在乎病，则病有轻而有重；主治在乎药，则药有大而有小。小病而投于大毒之药，则药毒过而反伤其正；大病而施以无毒之剂，则药力缓而弗及其邪。虽或病势难胜于毒药，而非凭毒药之疗，固不能以瘳其病，而良工必用于毒药，而能衰其病之半，则但不可过于用也。今夫人有重身，假血气之内

---

① 有一……即禄：语出《脉经》卷九。
② 问：此题出自《素问·六元正纪大论》。

聚，病非常证，由积聚之中坚，若拘于怀胎，而不施之以削坚之药，苟执于有娠，而不投之以峻驶①之剂，母之疾既弗瘳，子在胎而岂保。届此虽解急之时，固烈剂不可以不施，当斯已大半之病，则药服不可以全用。所以黄帝兴重身可毒之问，先师②举有故无殒之辞。有积有聚也，但衰其病之大半，不当全以害其生；可毒可行也，当从其禁而乃止，无反过药③而伤其正。其或工④以过禁，药欲尽邪，病不能以胜药毒，或有以伤胎，倘不衰半而即止，宁能无损而俱生？至于母有病而不去，将有羸弱之乖；药虑毒而弗施，必有危困⑤之咎。所以明医治疗，处以中庸，与疾适当，知半而止之，勿过而余，则何疑于攻治哉。何则？本经上文曰："妇人重身，毒之何如？岐伯曰：有故无损，亦无损也⑥。"继之曰："衰其大半而止，过者死。"《圣济经》曰："母将羸弱，子安能保？"又下文曰："大毒治病，十去其六⑦。"又曰："无毒治病，十去其九。"夫如是，为医之士，要在知其药性，得其病情，施于治疗之间，斯无一偏之失矣。谨对。

论方一道

问：假令晋·王叔和《脉经》云："妇人产后七八日，无太阳证，少腹坚痛，此恶露不尽，不大便四五日，趺阳脉微实

---

① 驶（kuài 快）：迅急。
② 先师：指岐伯。
③ 药：原作"约"，据六艺书局本改。
④ 工：六艺书局本作"攻"。
⑤ 困：原作"因"，据当归草堂本与六艺书局本改。
⑥ 妇人……损也：语出《素问·六元正纪大论》。
⑦ 大毒……其六：语出《素问·五常政大论》。

再倍，其人发热，日晡所烦躁者，不能食，谵语，利之则愈，宜承气汤①。"又云："妇人产讫，五脏虚羸，唯得将补，不可轻泻②。"今产后复用承气汤者，恐有实实虚虚之咎，理何如哉？请陈毋略。

对：论妇人新产之后，既恶露之不除，致邪热蕴结于中，须荡涤而乃愈。盖产育之后，其治非比于平时，承气之药，其用岂同于常剂。虽血气之皆虚，固当补其不足；然秽恶之未尽，犹可折其有余。显于证，而少腹痛坚，及烦躁发热之属；形于候，而大便秘涩，兼谵语不食之类。以太阳证之不见也，此必血结于膀胱，诊趺阳脉之微实也，亦或热蒸于胃腑，所谓承气汤者，斯可得而用焉。伏承明问：假令晋·王叔和《脉经》云："妇人产后七八日，无太阳证，少腹坚痛，此恶露不尽，不大便四五日，趺阳脉微实再倍，其人发热，日晡所烦躁者，不能食，谵语，利之则愈，宜承气汤。"又云："妇人产讫，五脏虚羸，唯得将补，不可轻泻。"今产后复用承气汤者，恐有实实虚虚之咎，理何如哉？请陈毋略。大矣哉！此古人之高议也，愚虽不敏，请申之。抑尝谓精气夺则虚，虚则补之而为要；邪气盛则实，实则泻之而为宜。虽有两途，各存一理。今夫产育未久，必血气之皆虚；调卫③无方，致秽恶之不尽。血积于膀胱之内，则少腹坚痛而不和；热蒸于胃腑之间，则大便固结而不利。甚至于日晡之顷，晡应于阳明之时，所以热发于外，谷食欲尽而不能，躁扰于中，语言不次而妄发。况乎太阳乃膀胱之经，太阳无证者，不头项强痛，而非类伤寒也；趺阳本胃腑之脉，微

---

① 妇人……承气汤：语出《脉经》卷九。
② 妇人……轻泻：语出《备急千金要方》卷三。
③ 卫：疑为"冲"之讹。

卷八

一二九

实再倍者，知热邪躁盛，而结在里分也。故下文曰："以热在里，结于膀胱也①。"经曰："太阳者，膀胱经也。"又云："趺阳者，胃脉也。"考其病证于经，则有云"诸痛为实"，复曰"实则谵语"。以此数者推之，可验血实于内也。是以知实则泻之，荡涤之方固可以用；里者泄之，攻下之剂尤可以投。叔和于此特立承气汤而治者，深有旨也。以其脉证虽言于产后之疾，其法与伤寒之论一体。故承气汤有四方，有大承气汤、小承气汤、调胃承气汤、桃核承气汤。论其所主也，各有其治；考其为用也，大率相同。无非大黄之类，芒硝之属，皆大寒峻下之药，有荡涤破血之功，服之使蕴热之邪荡然而去，则五脏调畅，俾瘀恶之血决然而释，则诸证悉除。故王氏立承气之名，不专于一，欲医士当施用之际，必务其详。故调胃承气汤、小承气汤与大承气汤、桃核承气汤，俱能攻其结热，最能破其瘀血者，非桃核承气汤不可也。要在量轻重而制方，随所宜而为用，则厥疾必瘳矣。倘若执产后之虚羸而唯务补益，舍毒药之攻下而坐待平和，何异胶柱而调瑟，守株而待兔？仲景所谓"心迷意惑，动失纪纲②"者，厥有旨哉！大抵疗男子固异于妇人，拯胎产尤难于杂病，补泻一或有差，祸不旋踵③而至，虽古人有实实虚虚之戒，医士当有以致其审要，不可以拘焉。谨对。

---

① 以热……膀胱也：语出《脉经》卷九。

② 心迷……纪纲：语出《伤寒论·平脉法》。

③ 不旋踵：喻速度之快。踵，脚跟。当归草堂本与六艺书局本作"必旋踵"，义近。

假令二道

第一道

问：假令妊娠腹痛候①，目即节气，当得何脉？本因是何脏腑受病？发何形候？即今宜用是何方药调理？设有变动，又当随脉如何救疗？各须引本经为证，及本草逐药主疗、所出州土、性味、畏恶、正辅、佐使、重轻、奇偶及修制之法、处方。对答：

对：胎结于中，或受风寒之气，邪干于正，遂成腹痛之疾。且阳施阴化，虽冲和之所资；气聚血凝，务温充而为养。或胚胎之前，挟冷疹②而不去；或妊娠之后，感风邪而入伤；与血气相搏，而攻击于腑脏之间；致邪气交争，而疗痛③于腹里之分。然妊妇有此证之见，乃伤胎之本也。目即玉宇④横秋，金行用事，草木零落也，独枝条之犹存；脉象轻虚也，有微毛之相应。经曰："秋胃微毛曰平⑤。"乃应时之脉矣。今也不虚浮于轻举之间，反沉动于重按之际。经曰："沉为在里。"又曰："动则为痛。"沉动相兼，此腹痛之脉应矣。本因胎前有冷，妊后挟风，其候疗结而不宁，腹里而作痛。故巢氏有云："腹痛皆由风邪入于腑脏，与血气相击搏所为。妊娠之人，或宿挟冷疹，或新犯风邪，疗结而痛也⑥。"详此之病，其势尚轻，当处奇方

---

① 妊娠腹痛候：见《诸病源候论》卷四十一。
② 冷疹：泛指寒性疾病。
③ 疗（jiǎo 绞）痛：即绞痛。
④ 玉宇：指天空。
⑤ 秋胃微毛曰平：语出《素问·平人气象论》。
⑥ 腹痛……疗结而痛也：语出《诸病源候论》卷四十一。

治之。经曰"近者奇之"，宜用正一辅二奇方芎䓖汤。以芎䓖一味为主病之正，以干姜、芍药二味为佐正之辅，三味合而服之，其痛必获愈矣。设若以妊娠而不可进剂，虽腹痛而不即服药，致风冷之邪，岂能以散释？俾胞胎之本，必失于充荣，由是而变为妊娠胎动之候也。复持其脉，动而芤者，变病之诊也。经曰："动则为痛"，"芤则为虚"。巢氏曰："胎动不安者，多因劳役气力，或犯冒冷热，或饮食不适，或居处失宜，轻者止转动不安，重者便致伤堕。若其母有疾以动胎，治母则胎安①。"复详变病之生，又非前证之比，疾势既深，奇方难已，宜用正二辅四偶方阿胶艾叶汤主之。以阿胶、艾叶二味为正，以当归、芎䓖、干地黄、桑上寄生②四味为辅，六味合服，使外邪散而痛止，内血盛而胎安，其病必能愈矣。由是病有重轻，穷本始而布叙于前；方有奇偶，随主疗而处方于后。

治假令妊娠腹痛候，正一辅二奇方芎䓖汤。芎䓖为正，味辛，温，无毒。主腹痛温中。生武功川谷。白芷为之使，用一两，剉。干姜为辅，味辛，温、大热，无毒。主腹痛。生犍为川谷。秦椒③为之使，恶黄芩、黄连、天鼠粪。用半两，炮裂，剉。芍药为辅，味苦、酸，平、微寒，有小毒。主邪气腹痛。生中岳川谷。须丸为之使，用半两，剉。上三味，㕮咀，每服三钱，水一盏半，煎至八分，去滓，温服，不计时候。

治假令变证妊娠胎动候，正二辅四偶方阿胶艾叶汤。阿胶为正，味甘，平、微温，无毒。主安胎。生东平郡，煮牛皮④

---

① 胎动不安……治母则胎安：语出《诸病源候论》卷四十一。
② 桑上寄生：即桑寄生。
③ 秦椒：当归草堂本与六艺书局本作"秦艽"。
④ 牛皮：六艺书局本作"驴皮"。

作之，出东阿。畏大黄。捣碎，蛤粉炒成珠，用二两。艾叶为正，味苦，微温，无毒。主妇人漏血。生田野。用二两，剉。当归为辅，味甘、辛，温、大温，无毒。主温中止痛。生陇西川谷。恶茴茹，畏菖蒲、海藻、牡蒙。酒洗，焙干，用一两，剉。芎䓖为辅，味辛，温，无毒。主腹痛温中。生武功川谷。白芷为之使，用一两，剉。干地黄为辅，味甘、苦，寒，无毒。主女子伤中。生咸阳川泽。恶贝母，畏芜荑。用一两，剉。桑寄生为辅，味苦、甘，平，无毒。主安胎。生洪①农川谷桑木上。用一两，剉。上六味，吹咀，每服半两，水二盏，煎至一盏，去滓，温服，不计时候。谨对。

第二道

问：假令产后虚烦候②，目即节气，当得何脉？本因是何脏腑受病？发何形候？即今宜用是何方药调理？设有变动，又当随脉如何治疗？各须引本经为证，及本草逐药主疗、所出州土、性味、畏恶、正辅、佐使、重轻、奇偶及修制之法、处方。

对答：

对：新产未久，必有伤血之乖；中气不宣，故生虚烦之候。且怀胎之时，血气凝聚而为养；临蓐之际，血气输泻而俱伤。五脏六腑乏于中，不能运布；百骸四肢羸于外，未复经常，因气布而未调，使胸中壅塞而不通；以内虚而未畅，故心下扰烦而不定。妇人育子之后，多有此证者，盖亦虚之使然也。目即时惟③九月，序属三秋，气应容平之候，脉见中衡之形，方为

---

① 洪：当归草堂本与六艺书局本作"弘"。
② 产后虚烦候：见《诸病源候论》卷四十三。
③ 惟：当归草堂本与六艺书局本作"维"。

平人之脉也。经曰："秋应中衡①。"苟或诊乖时序，三部无中衡之至，六脉见虚数之体。经云："数为虚、为热。"又曰："数则热烦。"是应虚烦之病也。本因产育有伤，血气未复，其候昏闷而不清，烦扰而不定，是其病也。巢氏曰："产后血气俱伤，脏腑虚，气在内不宣，故令烦也②。"详此虚烦之为病，亦乃产后之微疾，处以奇方，可使必愈，宜以正一辅二奇方黄芪汤主之。以黄芪一味为正，以茯苓、人参二味为辅，三味合而服之，使血气调平，脏腑充实，则虚烦自已。设若治疗失时，待其自差，始则壅塞于中，次则发越于外，变为产后虚热之候也。当此之时，复持其脉，虽虚数之犹存，兼轻浮而并见。经云："浮则为虚。"又云："浮为在表。"又云："数则为热。"复考巢氏书云："产后脏腑劳伤，血虚不复，而风邪乘之，搏于血气，使气不宣泄，而否③涩生热，或肢节烦愦，或唇口④干燥，但因虚生热，故谓之虚热。"此证既见，已甚于前，施奇方而不及，唯偶方而可已。经曰："远者偶之。"宜用正二辅四偶方黄芪秦艽汤主之。以黄芪、秦艽二味为正，以干地黄、人参、芍药、甘草四味为辅，六味合而服之，其虚热之证必获愈矣。

夫如是病形之本，皆具于《巢源》⑤，药物之性，实存乎本草，证列于前，方附于后。

治假令产后虚烦候，正一辅二奇方黄芪汤。黄芪为正，味甘，微温，无毒。主补虚。生川郡山谷。恶龟甲，用一两，蜜

---

① 秋应中衡：语出《素问·脉要精微论》。
② 产后……故令烦也：语本《诸病源候论》卷四十三。
③ 否（pǐ 匹）：闭塞，阻隔。
④ 口：《诸病源候论》卷四十三无。
⑤ 巢源：即巢元方《诸病源候论》。

炙，剉。茯苓为辅，味甘，平，无毒。主烦满。生泰山山谷大松下。马蔺①为之使，恶白蔹，畏牡蒙、地榆、雄黄、秦艽、龟甲。用半两，剉。人参为辅，味甘，微寒、微温，无毒。主补五脏，调中。生上党山谷。茯苓为之使，恶溲疏，反藜芦。去芦头，用半两，剉。上三味，㕮咀，每服三钱，水一盏，煎至八分，去滓，温服，不计时候。

治假令变证产后虚热候，正二辅四偶方黄芪秦艽汤。黄芪为正，味甘，微温，无毒。主补虚。生川郡山谷。恶龟甲。用二两，蜜炙，剉。秦艽为正，味苦、辛，平、微寒，无毒。主寒热邪气，生飞乌山谷。菖蒲为之使。去土，用二两，剉。干地黄为辅，味甘、苦，寒，无毒。主寒热。生咸阳川泽。恶贝母，畏芜荑。用一两，剉。人参为辅，味甘，微寒、微温，无毒。主补五脏。生上党山谷。茯苓为之使，恶溲疏，反藜芦。去芦，用一两，剉。芍药为辅，味苦、酸，平、微寒，有小毒。主寒热。生中岳川谷。须丸为之使。用一两，剉。甘草为辅，味甘、平，无毒。主寒热邪气。生河西川谷。术、干漆、苦参为之使，恶远志，反大戟、芫花、甘遂、海藻。用一两，炙，剉。上六味，㕮咀，每服半两，水二盏，煎至一盏，去滓，温服，不计时候。谨对。

运气一道

问：甲戌年，五运六气所在②、所宜、处方为对？

对：穹窿而覆于上者，本清阳之所宗；磅礴而载于下者，

---

① 马蔺：原作"马兰蔺"，据六艺书局本改。
② 所在：原脱，据当归草堂本"所在宜"及全书体例改。

由浊阴之所化。既天地位于上下，而分两仪，故五运迁于其中，而统一岁。然后随岁干之异，而分太过不及之纪，察气运之同，而别天符岁会之年。其平也，为德化政令之详；其乖也，有灾眚变易之咎。明胜复，辨吉凶，莫不由斯而见；鉴盈虚，识变化，悉皆因是而知。物应之而有兴有废，固非人之所为，民随之而或病或平，亦在药之所治。大抵为医之士，审剂调经，明标探本，宜先悉意于此矣。今观甲戌之年，上见太阳寒水司天，下临太阴湿土在泉，中行太宫①土运。是岁也，本为太过之年，谓其土运统岁，适会在泉太阴之土，而以阳年加之，则曰同天符，又土运临四季，是谓岁会。同天符之年，气之平者也，命曰备化之纪，气协天休，德流四政，五化齐修，其气平，其性顺，其用高下，其化丰满，其类土，其政安静，其候溽薰②，其令湿，其脏脾，其病否。详兹之岁，乃同寒湿者燥热化，宜用辛热之药，治其一岁之过愆。夫动而不息者，天气也，则为之客；静而守位者，地气也，则为之主；左右间气，随辰显一岁之中；上下加临，逐位布六气之内。且初之气，自岁前大寒，至当岁春分六十日有奇，上见少阳相火为之客，下临木位为之主，地气迁，气乃大温，草乃早荣，民乃厉，温病乃作，身热头痛，呕吐，肌腠疮疡，宜用咸冷之药治其过耳。二之气，自春分至小满六十日有奇，上见阳明燥金为之客，下临君火为之主，大凉反至，民乃惨，草乃遇寒，火气遂抑，民病气郁中满，寒乃始，宜用苦温之药治其过耳。三之气，自小满至大暑六十日有奇，上见太阳寒水为之客，下临相火为之主，天政布，寒

---

① 太宫：原作"大宫"，据当归草堂本改。
② 薰：《素问·六元正纪大论》作"蒸"。

气行，雨乃降，民病寒，反热中，痈疽，注下，心热瞀闷，不治者死，宜用甘热之药治其过耳。四之气，自大暑至秋分六十日有奇，上见厥阴风木为之客，下临土位为之主，风湿交争，风化为雨，乃长、乃化、乃成，民病大热少气，肌肉萎①，足萎，注下赤白，宜辛凉之药治其过耳。五之气，自秋分至小雪六十日有奇，上见少阴君火为之客，下临金位为之主，阳复化，草②乃长、乃化、乃成，民乃舒，宜用咸寒之药治其过耳。终之气，自小雪至大寒六十日有奇，上见太阴湿土为之客，下临水位为之主，地气正，湿令行，阴凝太虚，埃昏郊野，民乃惨悽，寒风以至，反者胎③乃死，宜用苦热之药治其过耳。于是必折其郁气，先资化源，抑其运气，扶其不胜，无使暴过而生其疾。

　　由是治其六气之药，已布于前，调一岁之方，今附于后。

　　治甲戌年五运六气，正一辅二奇方附子汤。附子为正，味辛、甘，温、大热，有大毒。生犍为山谷。炮裂，去皮脐，用一两，剉。术为辅，味苦、甘，温，无毒。生郑山山谷。用半两，剉。干姜为辅，味辛，温、大热，无毒。生犍为川④谷。炮裂，用半两，剉。上三味，㕮咀，每服三钱，水一钟半，煎至七分，去滓，温服。谨对。

---

① 萎：《素问·六元正纪大论》作"痿"。
② 草：原作"早"，据六艺书局本与《素问·六元正纪大论》改。
③ 胎：《素问·六元正纪大论》作"孕"。
④ 川：当归草堂本与六艺书局本作"山"。

卷 九

墨义三道

第一道

问①：夫生人之道，莫不养小为大？

对：夫生人之道，莫不养小为大。若无于小，卒不成大，故《易》称积小以成高大，《诗》有厥初生民②，《传》云声子生隐公③。此之一义，即是从微至著，自少及长，人情共见，不待经史。然小儿气势微弱，医人虽欲留心救疗，急切难差。今之学者，多不存意，由婴儿在于襁褓之内，乳气腥臊，医者操行英雄，讵④肯瞻视？静而言之，可为太息⑤者矣。《小品》⑥曰："黄帝言，凡人⑦年六岁以上为小，十六岁已上为少，二十已上为壮，五十已上为老。其六岁已下，经所不载，所以乳下婴儿有病难疗者，皆无所承据也。中古有巫姥⑧者，立《小儿

---

① 问：此题出自《备急千金要方》卷五。

② 厥初生民：《诗经·生民》曰："厥初生民，时维姜嫄。"姜嫄为周始祖后稷之母。此谓生养少小亦属圣人之道。

③ 声子生隐公：《左传·隐公元年》记载，鲁隐公之母为鲁惠公继室声子。此谓生养少小皆为人之常情。

④ 讵：犹"岂"。难道。

⑤ 太息：即叹息。

⑥ 小品：《小品方》之简称。东晋·陈延之撰，佚。

⑦ 人：原作"又"，据当归草堂本与六艺书局本改。

⑧ 巫姥：《备急千金要方》卷五引作"巫妨"。相传为尧臣，精于医道，能判病者生死。撰有《小儿颅囟经》，佚。

颅囟经》，以占夭寿，判疾病死生，俗①相传受，始有小儿方焉。"凡百居家，皆宜达兹养小之术。谨对。

第二道

问②：疗小儿百病，诸痫热口不开？

对：牛黄，味苦，平，有小毒。主惊痫寒热，热盛狂痓，除邪逐鬼，疗小儿百病，诸痫热口不开，大人狂癫，又堕胎。久服轻身增年，令人不忘。生晋地平泽，于牛得之。即阴干百日，使时燥，无令见日月光。人参为之使，得牡丹、菖蒲利耳目。恶龙骨、地黄、龙胆、蜚蠊，畏牛膝。谨对。

第三道

问③：少阳之至，乍大乍小？

对：少阳之至，乍大乍小，乍短乍长；阳明之至，浮大而短；太阳之至，洪大而长；太阴之至，紧大而长；少阴之至，紧细而微；厥阴之至，沉短而实。此六者，是平脉耶？将病脉也？然，皆王脉也。其气以何月各王几日？然，冬至之后，得甲子④少阳王，复得甲子阳明王，复得甲子太阳王，复得甲子太阴王，复得甲子少阴王，复得甲子厥阴王。王各六十日，六六三百六十日以成一岁，此三阳三阴之王时日大要也。谨对。

---

① 俗：《备急千金要方》卷五引作"世"。
② 问：此题出自《证类本草》卷十六。
③ 问：此题出自《难经·七难》。
④ 甲子：即用天干、地支相配纪日的甲子日。

脉义二道

第一道

问①：弦急者客忤气？

对：脉彰弦急，因风搏而变于经常；病为客忤，本神弱而感于异气。且婴童之际，精魄未全；襁褓之时，魂神尚怯。倘保卫不谨，忽瞻于未识之人；鞠育昧宜，偶睹于非常之物。因神弱而客邪忤犯，致神惊而脉象异常。切之而弦也，故弦为虚之使然；持之而急也，故急亦邪之所致。是知脉弦者，神虚而不守；脉急者，邪干而弗宁。残贼之脉形于诊中者，能为小儿客忤之气也。此经所谓"弦急者客忤气"之意。尝谓人之初生，脏腑弱而未周；形之始育，肤革疏而未成。柔脆则外邪易犯，懦弱则异气易传，正资保爱之宜，全藉鞠养之法。今也卫护无方，出处不谨，物或见于非常，人或睹于未识，或沾惹牛马异类之气，或经历恶暴神鬼之祠。从于外而至者谓之客，乘其虚而犯者谓之忤。感于邪也，非止于一端；应于脉也，莫逃乎二象。循而切之，有若弓弦之至；按而纪之，又兼劲急之来。弦者虚之所生，本神虚而失守；急者邪之所至，由邪犯而不宁。形之于证也，吐下作，而病类诸痫之状；见之于候也，腹痛生，而目无上视之形。吐下若极则水谷以解离，腹痛至甚则色象而变易，是皆神气不守，而藏气不安，其为客忤者明矣。质之于经，曰："脉舍神。"又曰："弦则为虚。"又《圣惠方》云："夫小儿客忤者，是神气软弱，忽有非常之物，或见未识之人，气息犯之，谓之客忤也。或乳母及父母从外来还，或经履鬼神

---

① 问：此题出自《脉经》卷九。

粗恶暴气，或牛马之气，皆为忤也。其状吐下青黄赤白，水谷解散，腹痛夭矫①，面变五色，状似发痫，但眼不戴，其脉弦急数者是也。"又《圣济经》曰："神不守而客忤。"又云："养幼难。"即此推之，客忤之病，皆调护不谨之使然，弦急之脉，悉神气不宁之所致。以脉合证，如鼓之应桴，响之应声也。谨对。

第二道

问②：脉沉而数者，骨间有热？

对：沉数之脉，既兼见于指下，热邪之病，必深藏于骨间。盖重按始得而为沉，去来急促而名数。以沉而论之也，则本于肾脉；即数而言之也，则应于阳邪。骨乃肾之所合，热为阳之所化，故二脉兼呈，病非肌肉之分，两诊并见，热生骨髓之中，是沉为里，而数为阳，故童稚得之，乃骨间之有热矣。经曰："脉沉而数者，骨间有热。"大义如此。且夫小儿之脉，亦以举按而辨其形，婴儿之诊，尤在往来而别其象。病有浅而有深，即脉形而可③验；邪有寒而有热，因诊切而乃明。今也以举按而推之，沉脉则重按而始得；以往来而考之，数脉则至数而过常。胡不观少阴本乎沉，而沉乃主于骨髓，诸阳见于数，而数乃应于热邪？沉非在骨而不彰，数非有热而不显。苟脉独见乎沉，虽主里而不应有热；若脉兼见乎数，乃有热而实为在里。以其二诊俱见，疾非在表之邪，两脉共呈，应骨间之热。内求诊而兼应于沉数之形，外观证而就按于冷清之处。盖骨热者，

卷九 一四一

---

① 夭矫：屈曲貌。
② 问：此题出自《脉经》卷九。
③ 可：原作"不"，据当归草堂本与六艺书局本改。

深藏之患，故脉象虽按指有余，而沉中兼见数脉之体也。经曰："沉为在里①。"又曰："沉脉，举之不足，按之有余。"一云："重按之乃得。"又曰："肾主骨。"又曰："数则为热。"又曰："数脉，去来促急。"又曰："数者阳也。"又下文曰："欲以腹就按冷清也②。"即是而观，则浅深之疾、寒热之证，莫不以是脉而知之矣。谨对。

大义三道

第一道

问③：位天者，天文也；位地者，地理也；通于人气之变化者，人事也？

对：贯三为一，则道无往而不在；裂一为三，则气各随其所司。且道始于一，而有太极；位奠于三，而有三才。天位乎上，故清阳之气，著为灿然之文；地位乎下，故浊阴之气，积为凝然之理。运司变化之为用，中傍人事之相通。自迹而求之，初若辽绝④；以道而观之，实为贯通。仰观乎天，而文即气之所为；俯察乎地，而理即形之所积。上下奠位，而表著既定，变化居中，而先后不齐。天文也，地理也，人事也，裂之则异，而贯之则一也。经曰："位天者，天文也；位地者，地理也；通于人气之变化者，人事也。"大意若此。原夫一元既判，而两仪肇分；两仪既分，而三才始备。昧之者，以是理而别于异端；明之者，总是道而同于一致。今夫司天之气，分三阴三阳，而

① 沉为在里：语出《脉经》卷一。
② 欲以腹就按冷清也：语出《脉经》卷九。
③ 问：此题出自《素问·气交变大论》。
④ 辽绝：谓相去甚远。

上统乾元；司地之气，别三阴三阳，而下统坤德；人处气交之中，运合变化之用。是知位天而为天之文，故明如日月，而丽如云霓，是亦积气而为之文焉；位地而为地之理，故高若山岳，而深若河海，是亦积形而为之理焉。及乎雨旸①之变，星辰之应，皆可自此而占候；污崇之势，早晏之节，悉能由是而类推。在人为事，则见于日用之无穷；以事通气，则合于变化之无已。呜呼！拟诸三极，其中各有所会；拟诸三元，其气各有所统。贯之则一，分之则三，仰观俯察，岂难测而难量？乾旋坤转，见为文而为理。大抵道居天地之先，妙总阴阳之化，气之为用，而各有所司，道之所通，则无乎不在。故得其道者，总为一致；昧其道者，分为两途。不然上文何以有曰："夫道者，上知天文，下知地理，中知人事②。"又启元子注云："三阴三阳，司天司地，以表定阴阳生化之纪，是谓位天位地也。五运居中，司人气之变化，故曰通于人气③也。"又《圣济经》曰："贯三为一，则道无二致，而理亦同归。"即此推之，上而司天，下而司地，中而统运，大哉之道，则可一而贯之矣。谨对。

卷
九

第二道

问④：重阳者狂，重阴者癫？

对：邪并于阳，乃生狂妄之疾；邪并于阴，乃见癫仆之候。且阳之为性，则躁而舒；阴之为性，则静而惨。阳并于阳，则为之重阳；阴并于阴，则为之重阴。阳气偏胜，躁动而神不自安，故少卧、谵语而为狂，此重阳之使然也；阴气独隆，止静

---

① 旸（yáng 阳）：晴天。
② 夫道者……中知人事：语出《素问·气交变大论》。
③ 人气：原作"人事"，据《素问·气交变大论》王冰注改。
④ 问：此题出自《难经·二十难》。

而志不自慧，故直视、僵仆而为癫，此重阴之所致也。夫如是
狂癫二证，各本阴阳重并而为患也，经曰"重阳者狂，重阴者
癫"之意。尝谓一阴一阳之为道，偏阴偏阳之为疾。是故百骸
之滋育，赖二气之平调，阴平阳治，则底于安和，偏胜独隆，
则成其疾患。今也保摄乖宜，邪气乘客，并于阳则阳气偏胜，
故有重阳之疾；并于阴则阴气独隆，故有重阴之患。以其阳舒
而躁也，故少卧不饥，则好歌而妄行；阴静而惨也，故其意不
乐，则直视而僵仆，或自高自贵之态。故狂候非止一端，或湿
癫、马癫之类，故癫证分为五种①。阳邪偏胜，则实于四肢，
而充于百脉，乌得不形为狂？阴邪独隆，则入于五脏，而并于
三阴，乌得不发为癫？阴不胜阳，故诸经薄疾而狂乃生；阳不
胜阴，故五脏气争而癫乃作。吁！狂癫之病，有重阳重阴之异
者，岂非阳动而阴静之使然欤！《内经》曰："阴不胜其阳，则
脉流薄疾，并乃狂；阳不胜其阴，则五脏气争，九窍不通②。"
又巢氏云："狂病者，由风邪入并于③阳所为也。"又曰："邪入
于阴，则为癫疾。"又《内经》曰："邪入于阳则狂④。"本经
曰："狂之始发，少卧不饥，而自高贤也，自辨智也，自贵倨
也，妄笑好歌乐也，妄行不休是也。癫之始发，意不乐，直视
僵仆⑤。"又曰："阴静阳躁⑥。"又曰："阴惨阳舒。"以此推
之，则二者之证，谓之阴阳偏隆之所致，讵不信然？谨对。

---

① 癫证分为五种：即阳癫、阴癫、风癫、湿癫、马癫。出《诸病源候
论》卷二"五癫病候"。
② 阴不胜其阳……九窍不通：语出《素问·生气通天论》。
③ 于：原脱，据《诸病源候论》卷二补。
④ 邪入于阳则狂：语出《素问·宣明五气》。
⑤ 狂之始发……直视僵仆：语出《难经·五十九难》。
⑥ 阴静阳躁：语出《素问·阴阳应象大论》。

第三道

问①：形寒饮冷则伤肺？

对：皮毛者，肺之合，形寒则邪伤于外；胃口者，肺之脉，饮冷则病在于中。且肺为华盖，脏属太阴，外则气合于皮毛，内则脉循于胃口。苟避御不谨，则寒邪乘客而伤形；调养失宜，则冷饮过咽而入胃。以其肺脏输精于皮毛之外，太阴循环于胃口之间，从其所合，而必致华盖之伤。究其所自，而是为正经之病。然则肺恶于寒，故形寒饮冷者，因其所患而为害也，经曰"形寒饮冷而伤肺"之意。尝谓脏隐②于中，病不能以遽起；阴守于内，疾无自而顿生。原其所起，必自外合而归中；推于所致，必循经脉③而入脏。明于养生者，避其所恶，而脏不受伤；昧于保命者，犯其所恶，而脏乃渐④损。今也罔识节宣，而外无闭拒之宜，常多纵欲，而内失温养之道。形伤于寒，而先侵于皮毛之分；饮恣于冷，则必入于胃口之中。殊不知皮毛之间，赖肺脏输精之和；胃口之际，为肺脉循环之所。从其合也，袭于阳中之太阴；循于经也，入于膈间之牝脏⑤。是谓正经之自病，实非他邪之相干。盖魄之所处，则欲温而畏寒；气之所藏，则喜暖而惧冷。以肺则经属于阴，故寒则喜伤于阴，又况清寒者，肺之本邪，故形寒饮冷而肺脏不伤者，未之有也。《内经·咳论》云："皮毛者肺之合也，皮毛先受其邪气，邪气必从其合；其寒饮食入胃，从肺脉上至于肺则肺寒，肺寒则内

---

① 问：此题出自《难经·四十九难》。
② 脏隐：原作"脏腑"，据当归草堂本与六艺书局本改。
③ 经脉：当归草堂本与六艺书局本作"经络"。
④ 渐：原作"所"，据六艺书局本改。
⑤ 牝脏：即阴脏。此指肺。

外合邪。"又《针经》曰："手太阴之脉，起于中焦，下络大肠，循环①胃口。"又经曰："肺恶寒②。"又经曰："有正经自病③。"即此为论，则所伤之因可得，而求其病之本矣。谨对。

论方一道

问：假令《太平圣惠方》治小儿心痛，但觉儿将手数数摩心腹即啼，是心痛不可忍，宜服芍药散方。用赤芍药、人参、白术、黄芩、川大黄、当归为粗散，以水煎服。窃详小儿脏腑软弱，不可辄吐下。又心痛之病，本因寒邪冷气，伤于心之别脉，搏于经络得之。今观芍药散，皆性寒之药，既心痛因寒而得，今复用之，岂不反伤其正气乎？愿详其意而陈之。

对：拯病之道，要当以意而默会；施治之法，尤宜因证而变通。盖小儿则脏腑柔脆，婴童则肠胃怯弱。易虚易实，用药而不可苟；易寒易热，投剂而不可忽。今寒冷之邪伤于经络之中，疼痛之候发于心包之分，察候之始，既得以意料；制方之要，贵合于病情。大抵微者逆之而为宜，甚者从之而为要。故心痛之病，本寒甚而使然；治疗之方，必从之而乃效。由是因病立法，以寒疗寒，虽小儿之腑脏软弱，用之合宜，岂有反伤之过哉？今承前问，假令《太平圣惠方》治小儿心痛，但觉儿将手数数摩心腹即啼，是心痛不可忍，宜服芍药散方。用赤芍药、人参、白术、黄芩、川大黄、当归为粗散，以水煎服。窃详小儿脏腑软弱，不可辄吐下。又心痛之病，本因寒邪冷气，伤于心之别脉，搏于经络得之。今观芍药散，皆性寒之药，既

---

① 循环：《灵枢·经脉》作"还循"。
② 肺恶寒：语出《素问·宣明五气》。
③ 有正经自病：语出《难经·四十九难》。

心痛因寒而得，今复用之，岂不反伤其正气乎？愿详其意而陈之。此圣人通变之法，愚虽不敏，试陈之。尝谓小儿之病，口未能言，虽言语而不可辨，是不可以问而知之；童稚之疾，脉未有定，又啼叫而不可持，是尤难切而知之也。使工者无所用其工，巧者无所施其巧，是知治病之难，无难于小儿也。既不可以问而知，又尤难以切而晓，果何知其病之生耶？大抵即心会理，则理因心会而可明；以意识病，则病因意识而可晓。何以言之？儿言固未可辨，今数摩心腹，则可以因意而推求；幼脉固难以诊，今手近即啼，则可以即理而默会。是必寒凑于心经，邪客于包络，由其作痛，而手举摩腹，因其痛甚而摩腹即啼，以此推之，是其痛之不可忍也。手摩虽本于默识，其实因望而可知；声啼虽本于意求，其实因闻而可见。经所谓"望而知之谓之神，闻而知之谓之圣①"，是不待工巧为能，而造乎圣人之妙矣。与夫察病之际，既以烛其情；施疗之间，尤欲通其法。且病有微甚，方有逆从，微者逆之，而以寒治热，以热治寒；甚者从之，而以寒治寒，以热治热。今心痛者，里热之使然；里热者，邪甚之所致。经曰："邪气盛则实②。"又曰："诸痛为实。"是邪盛而为痛证矣。故甚者从之，当以寒而治寒；实者泻之，当以通而去塞。论至于此，故古方用芍药散者，岂不宜乎。观芍药散方，用赤芍药、人参、白术、黄芩、川大黄、当归六味之药，其间以芍药、人参之微寒，以黄芩、川大黄之大寒，正所谓以寒治寒，以泻去实，荡涤心包之邪，疏通寒热之气，致邪却而疼已，俾实散而痛除，诚变通之良法也。苟或

---

① 望而……谓之圣：语出《难经·六十一难》。
② 邪气盛则实：语出《素问·通评虚实论》。

以寒病而不可用寒，以小儿而不可辄下，则甚者当从，故逆之而格拒不入，痛者宜下，故塞之而疼楚转加。王氏谓："大寒内结，以热攻除，痛发尤甚①。"《圣济经》曰："谓宜通而塞则为痛。"理亦明矣。故知小儿心痛之病，用微寒攻下之剂者，诚药病之相投，标本之相得，又乌有反伤正气之弊哉？抑又观巢氏云："小儿始生，气②尚盛，无有虚劳，微恶③则须下之，所损不足言，及其愈病，则致深益。若不时下，则成大疾，疾成则难治矣。"以此言之，则小儿平常有患，亦须下之。今心腹大痛而不可忍，又安畏其寒凉也？圣贤之论，可谓权宜通变，如调瑟之法，不可胶柱，待兔之术，不可守株，固当随机应变，岂可拘于以寒治热、以热治寒之道。姑以此而塞明问，执事以为如何？谨对。

假令二道

第一道

问：假令解颅候④，目即节气，当得何脉？本因是何脏腑受病？发何形候？即今宜用是何方药调理？设有变动，又当随脉如何救疗？各须因本经为证，及本草逐药主疗、所出州土、性味、畏恶、正辅佐使、重轻、奇偶及修制之法、处方，对答。

对：肾气不足，则骨髓无滋养之荣，颅囟开解，则头缝失闭合之道。且产母临于九月，胎气资⑤于少阴，始于胚胎，而

---

① 大寒内结……痛发尤甚：语本《素问·至真要大论》王冰注。
② 气：《诸病源候论》卷四十五作"生气"。
③ 微恶：稍有不适。
④ 解颅候：见《诸病源候论》卷四十八。
⑤ 资：当归草堂本与六艺书局本作"滋"。

肾气不成，后为童稚，而骨髓不足。骨者肾之合，肾弱而骨无所充，脑者髓之海，髓虚而脑无所养，故初生而颅不合，渐大而囟自开者，必然之理也。目即春令，正值发陈之时，脉见微弦，乃为平和之诊。经曰："春胃微弦曰平①。"今反诊得微弱之脉，乃应解颅之候。经曰："微则为虚。"又曰："弱则为虚。"本因在胎之时，少阴失于荣养，既生之后，骨气乖于滋充，囟门渐大而渐开，头缝当合而不合者是也。巢氏曰："解颅者，其状小儿年大，囟应合而不合，头缝开解是也，由肾气不成故也②。"详此之病，其势尚轻，可用奇方治之。经曰"近者奇之"，当用正一辅二奇方龟甲丸主之。以龟甲一味为主病之正，以干地黄、山蓣二味为佐正之辅，三味合而服之，则髓气复荣，肾脏滋养，解颅之候必然而渐合矣。倘若昧于鞠育，失于治疗，使肾气之益衰，骨髓之愈弱，遂变为小儿行迟之证也。经曰"病成而变"，复诊其脉，徐缓者是变病之脉也。经曰："缓则为虚③。"又曰："尺脉缓脚弱④。"其证骨无干立之和，体有软弱之态，当行而未能行，乃有后时之患矣。故《太平圣惠方》云："小儿行迟者，是肝肾气不足，致骨气虚弱，筋骨无力，故行迟也。"复详其病，既甚于前时，非奇方之能及，唯偶方之可用，宜以正二辅四偶方附子五加皮汤主之。以附子、五加皮二味为正，以黄芪、萆薢、牛膝、甘草四味为辅，六味合而服之，使肝肾全盛，筋骨和柔，行迟之病无复忧也。

谨按：本草逐药主疗及修制之法、处奇偶二方，列之于后。

---

① 春胃微弦曰平：语出《素问·平人气象论》。
② 解颅者……由肾气不成故也：语出《诸病源候论》卷四十八。
③ 缓则为虚：语出《脉经》卷四。
④ 尺脉缓脚弱：语出《脉经》卷二。

治假令解颅候，正一辅二奇方龟甲丸。龟甲为正，味甘，平，有毒。主小儿囟不合。生南海池泽。恶沙参、蜚蠊。用一两，醋炙黄，剉。干地黄为辅，味甘、苦，寒，无毒。添骨髓，补五脏内伤不足。生咸阳川泽，黄土地者佳。恶贝母，畏芜荑。用半两，剉，焙干。山蓣为辅，味甘，温、平，无毒。充五脏。生嵩高山谷。紫芝①为之使，恶甘遂。用半两，剉。上三味为细末，用狗脑和丸，如麻子大，每服三十丸，白汤送下，乳食前服。

治假令变证行迟候，正二辅四偶方附子五加皮汤。附子为正，味辛、甘，温，有大毒。主不能行步。生犍为山谷。地胆为之使，恶蜈蚣，畏防风、黑豆、甘草、黄芪、人参、乌韭。炮裂，去皮脐，用一两，剉。五加皮为正，味辛、苦，温、微寒，无毒。主小儿不能行。生汉中。远志为之使，畏蛇皮、玄参。用一两，剉。黄芪为辅，味甘，微温，无毒。主小儿百病。生白水、汉中。恶龟甲，用半两，蜜炙。萆薢为辅，味苦、甘，平，无毒。主强骨节。生真定山谷。薏苡为之使，畏冬葵根、大黄、柴胡、牡蛎。用半两，剉。牛膝为辅，味苦、酸，平，无毒。填骨髓，主膝痛不可屈伸。生河内川谷。恶萤火、陆英、龟甲，畏白前②。用半两，酒浸一宿，焙干，剉。甘草为辅，味甘，平，无毒。坚筋骨。生河西川谷积沙山及上郡。术、干漆、苦参为之使，恶远志，反大戟、芫花、海藻、甘遂。用半两，炙，剉。上六味，㕮咀，每服二钱重，水一小盏，生姜五片，煎至四分，去滓，食前温服。谨对。

---

① 紫芝：原作"柴芝"，据当归草堂本与六艺书局本改。
② 白前：当归草堂本与六艺书局本作"白芷"。

第二道

问：假令壮热候①，目即节气，当得何脉？本因是何脏腑受病？发何形候？即今宜用是何方药调理？设有变动，又当随脉如何救疗？各须用本经为证，及本草逐药主疗、所出州土、性味、畏恶、正辅、佐使、重轻、奇偶及修制之法、处方，对答。

对：荣卫壅盛，致五脏生热于中，病势熏发，使一体壮热于外。盖婴童全借于调养，脏腑易致于盛衰。今血气皆盛，因无疏达②之宜，脏气乖和，乃有壅滞之患，致阳气之偏盛，令邪热之内生。其邪也，则熏发于肌肤；其热也，则壮热于皮表。蒸蒸然而身无暂凉，熇熇然而体若燔炭，肌热至甚而无渐发之理，邪气独隆斯为壮热之名矣。目即三春，届序万物启陈，脉应微弦之形，命曰平人之诊。经曰："春胃微弦曰平。"今也不然，诊之有洪大之体，持之兼数疾之形，乃为壮热之脉矣。经曰："大则气强。"又曰："数则为热。"本因气血壅盛，脏气生热，其证有极热之状者是也。巢氏曰："小儿壮热者，是小儿血气盛，五脏生热，熏发于外，故令身体壮热，其发无渐，壮热甚也③。"窃详是病，热邪尚浅，未为重甚之时，施治所宜，当用奇方之制。经曰"近者奇之"，当用正一辅二奇方柴胡汤主之。以柴胡一味为主病之正，以黄芩、甘草二味为佐正之辅，三味合而服之，使热邪泄越，正气平和，必得其愈矣。倘若隐忍冀差，违于治疗之方，荏苒既深，必有传变之患，使热实于

---

① 壮热候：见《诸病源候论》卷四十五。
② 疏达：原作"疏远"，据六艺书局本改。
③ 小儿壮热者……壮热甚也：语本《诸病源候论》卷四十五。

内，神气不安，遂变为惊之候矣。经曰"病成而变"，复持其脉，动而数者是也。经曰："动则为惊。"又云："数则为热。"巢氏曰："小儿惊者，由血气不和，热实在内，心神不定，所以发①惊。"复详其证，势重于前，奇方力浅，当用偶方。经曰"远者偶之"，宜用正二辅四偶方丹砂人参散主之。以丹砂、人参二味为正，以蝎、蜈蚣、牛黄、麝香四味为辅，六味合而服之，使心神安静，惊热消散，小儿发惊之候不容不差矣。

谨按：本草逐药主疗及修制之法、处奇偶之二方，列于后。

治假令壮热候，正一辅二奇方柴胡汤。柴胡为正，味苦，平、微寒，无毒。主寒热邪气。生弘农川谷。半夏为之使，恶皂荚，畏女萎、藜芦。去苗，用一两，剉。黄芩为辅，味苦，平、大寒，无毒。主诸热。生姊归川谷。山茱萸、龙骨、理石为之使，恶葱实，畏丹砂、藜芦。用半两，剉。甘草为辅，味甘，平，无毒。主寒热邪气。生河西川谷。术、干漆、苦参为之使，恶远志，反大戟、芫花、甘遂、海藻。用半两，剉。上三味，㕮咀，每服二钱，水一小盏，煎至四分，去粗，温服，不计时候。

治假令变证惊候，正二辅四偶方丹砂人参散。丹砂为正，味甘，微寒，无毒。主身体五脏百病。生符陵山谷。恶磁石，畏碱水。用一两，别研如粉。人参为正，味甘，微寒、微温，无毒。止惊。生上党山谷。茯苓为之使，恶溲疏，反藜芦。去芦头，用一两，剉。蝎为辅，味甘、辛，有毒。主手足抽掣。用半两，去毒，炙。蜈蚣为辅，味辛，温，有毒。疗心腹寒热。生太湖川谷。用一条赤足者，去毒，炙用。牛黄为辅，味苦，

① 发：原脱，据《诸病源候论》卷四十五补。

平，有小毒。主惊痫。生晋地平泽，于牛得之。人参为之使，恶龙骨、地黄、龙胆、蜚蠊，畏牛膝。用半两，别研。麝香为辅，味辛，温，无毒。主痫痉。生中台。用一钱，别研令细。上以蝎、人参、蜈蚣为细末，却入丹砂、麝香、牛黄末，再研和匀，每服一钱，白汤调下，不拘时候。谨对。

运气一道

问：己巳年，五运六气所在、所宜、处方为对？

对：天道动而不息，统六气以周行；地道静而守位，列五行而环布。天地相召，上下相符，五运之政，回薄于太虚之中，五化之常，主通于民物之用，分德化政令之不同，有胜复淫治之不等。惟圣人也，仰观俯察，推五行①盛衰之原，审剂调经，施五味扶仰之法，高者抑而下者举，损其盛而益其衰，必也先立其年，以明其气。今观②己巳之年，上见厥阴风木司天，下见少阳相火在泉，中行少宫土运。是岁也，上下无相加临，以阴干支运行后天，故曰不及之年，命曰卑监之纪，是谓减化，化气不令，生政③独彰，长气整，雨乃愆，收气平，风寒并兴，草木荣美，秀而不实，成而秕也，其气散，其用静，其动疡涌分溃痈肿，其发濡滞，其脏脾，其病留满否塞。详此之岁，宜以辛调上，以咸调下，此一岁之大法也。夫应天者为客，故动而不息；应地者为主，故静而守位；左右间气随辰以见。且初之气，自戊辰岁大寒，至己巳年春分六十日有奇，上见阳明燥金为之客，下临木位为之主，寒始肃，杀气方至，民病寒于右

---

① 五行：原脱，据六艺书局本补。
② 观：原作"也"，据当归草堂本与六艺书局本改。
③ 政：原作"敢"，据《素问·五常政大论》改。

之下，宜以苦温之药以调其气。二之气，自春分至小满六十日有奇，上见太阳寒水为之客，下临火位为之主，寒不去，华雪水冰，杀气施化①，霜乃降，名草上焦，寒雨数至，阳复化，民病热于中，治宜甘热之药以调其气。三之气，自小满至大暑六十日有奇，上见厥阴风木为之客，下临火位为之主，天政布，风乃时举，民病泣出耳鸣掉眩②，治宜辛凉之药以调其气。四之气，自大暑至秋分六十日有奇，上见少阴君火为之客，下临土位为之主，溽暑湿热相薄，争于左之上，民病黄瘅而为胕肿，宜用咸寒之药以调其气。五之气，自秋分至小雪六十日有奇，上见太阴湿土为之客，下临金位为之主，燥湿更胜，沉阴乃布，寒气及体，风雨乃行，治宜苦热之药以调其气。终之气，自小雪至大寒六十日有奇，上见少阳相火为之客，下临水位为之主，畏火司令，阳乃大化，蛰虫出见，流水不冰，地气大发，草乃生，人乃舒，其病温厉，宜用咸冷之药以调其气。由是必资其化源，赞其运气，无使邪胜。

治六气之药，已布于前，调一岁之方，今附于后。

治己巳年五运六气，正一辅二奇方细辛汤。细辛为正，味辛，温，无毒。生华阴山谷。用一两，剉。防风为辅，味甘、辛，温，无毒。生沙苑川泽。去芦头，用半两，剉。泽泻为辅，味甘、咸，寒，无毒。生汝南池泽。用半两，剉。上三味，㕮咀，每服三钱，水一盏半，煎至七分，去粗，温服，不拘时候。谨对。

---

① 化：原作"行"，据当归草堂本与《素问·六元正纪大论》改。
② 眩：原作"运"，据《素问·六元正纪大论》改。

校注后记

　　《太医局诸科程文格》乃宋代太医局成安大夫、特差判何大任整理、编辑，逐级申报太常寺、尚书省，最后经礼部批准，于宋宁宗嘉定五年（1212）颁布并全国实施的宋代国家医学考试试题集。《四库全书提要》概括谓："其命题有六：一曰墨义，试以记问之博；二曰脉义，试以察脉之精；三曰大义，试以天地之奥与脏腑之源；四曰论方，试以古人制方佐辅之法；五曰假令，试以证候方治之宜；六曰运气，试以一岁阴阳客主与人身感应之理。"该书现存版本有四库全书本、清光绪四年戊寅（1878）当归草堂刻本、清光绪三十一年乙巳（1905）上海六艺书局石印本三种。2007 年，学苑出版社曾出版了由李顺保校注、褚玄仁审订的《宋太医局诸科程文格注释》。

　　本次我们以四库全书本为底本，以清光绪四年戊寅（1878）当归草堂刻本（简称"当归草堂本"）、清光绪三十一年乙巳（1905）上海六艺书局石印本（简称"六艺书局本"）为校本，综合运用校勘的四校方法，以对校为主，慎用理校。同时遵循《标点符号用法》对原文进行标点，并对原文中的疑难字词作了简明的注释。通过认真的整理与研究，我们认为，《太医局诸科程文格》作为宋代国家医学考试试题集，体现了如下学术特征。

1. 重视综合考察

　　《太医局诸科程文格原牒》指出，为达到"圣朝设科立学以待天下医士之意"，太医局判局率本局教官，"搜括从来合格程文，拔颖取尤"，分类诸科，编纂而成。考卷命题分为"墨义、脉义、大义、论方、假令、运气"六种，遵宋徽宗崇宁制度，考察医学知识的博识、明辨、活用等综合能力。诚如《原序》所言："墨义者欲观其记问之赅博也；脉义者欲观其察脉之精审也；大义则推明天文地理之奥，脏腑受病之源；论方则辨析古人用方之意；假令则假设证候方治之疑，发为问目，以验识趣之高下；运气则推究一岁阴阳客主，以论治疗之大体。"从考题所涉及的学科而言，包括当今的中医理论、诊断、中药、方剂、内科、外科、妇科、儿科、眼科、针灸、运气等，范围甚为广泛。从考题类型而言，均为问答题，特别重视对综合知识的考察。如其中"假令"类题，针对某一病证，不仅要明确诊断，分析"何脏腑受病？发何形候？"提出相宜的处方，还要分析处方的君臣佐使配方原则，以及说明药物的"逐药主疗、所出州土、性味、畏恶、正辅、佐使、重轻、奇偶及修制之法"等。假若病证发生变化，则要进一步阐明针对变证的治法与处方用药等。因此，从考题所涉及的学科及考题内容的设计而言，均反映了对医学知识的综合考察。

2. 重视中医经典

《太医局诸科程文格》的命题，大多出自于中医经典著作，全书所载89题，其中《内经》35题（包括运气9题），占39%以上；其次，《难经》6题，《伤寒杂病论》3题，《脉经》7题，《诸病源候论》20题，《神农本草经》3题，《太平圣惠方》6题，《证类本草》2题，《千金翼方》6题，《千金要方》1题。中医四大经典的内容占一半以上。不仅如此，在具体问题的回答中，常常引经据典，引述经典著作原文作为论证之依据。如对"风者，百病之长也，至其变化，乃为他病"问题的阐述，在从风邪善行、数变，无处不在，无时不有，又常兼夹他邪为患等方面分析的基础上，又"以经证之，脉风成为疠。又云：'风寒客于脉而不去，名曰疠风。'又云：'风成为寒热。'又云：'风寒湿三气杂至，合而为痹。'又曰：'疟者，风寒之气不常也。'又曰：'风者百病之始也。'又曰：'风是四时之气，分布八方。'由是推之，风非一定之邪，固有如斯之变矣"。分别引用了《素问》的《脉要精微论》《风论》《痹论》《疟论》《生气通天论》以及《诸病源候论》等经典著作原文加以论证，充分展现了对中医经典的重视，同时，也对经典有不同程度的阐发。

3. 重视临床技能

医学毕竟是一门实践科学，临床疗效是中医药学的生命线，也是评价医生水平的决定性因素。因此，宋太医局对医生的考核也以临床实践考核为主，并遥奉《周礼》的制度，根据实践考核记录决定食禄等级。《太医局诸科程文格》作为太医局入学考试的试题集，也十分重视对临床技能的考察，九卷中共有18道"假令"类试题，假设、假定临床案例及其变证，考核考生应用所学的医学知识，剖析案例的理、法、方、药，要求剖析说理要深刻，方药应用要准确，并根据方剂学和中药学知识对应用加以分析说明，案例的变证灵活多变，命题也有一定的深度，以此测试考生的临床诊治水平。此类命题占总题数的20%以上，说明宋代医学教育非常重视理论联系实际，更侧重临床实践。

4. 重视运气学说

宋代是中医运气学说发展的鼎盛时期，《太医局诸科程文格》九卷各有五运六气考题 1 道，分别为甲子、乙丑、丙辰、庚午、癸酉、癸丑、甲寅、甲戌、己巳年"五运六气所在、所宜、处方为对"，答案均包括五运六气原理概述、当年岁运六气特点及民病所宜药法、调一岁之方解析，重点在于阐述阴阳气运之医理、揭示气运治疗用药之大法。此外，考察经文熟悉程度的墨义考题中，有 2 题分别出于《素问》的《五常政大论》《六元正纪大论》，题为"治病者必明天道地理"与"太阳之政"；考察医理理解的"大义"考题中，出于《素问》运气七篇大论者 11 道，分别为《至真要大论》3 题、《五运行大论》2 题、《五常政大论》2 题、《六元正纪大论》2 题，《六微旨大论》1 题、《气交变大论》1 题，考察内容侧重于天地阴阳之理、四时之气变化以及一岁阴阳客主等。在"假令"类临床案例的分析考核中，均有"目即节气，当得何脉"之问，讨论节令气候与脉象、病证的关系，充分体现了因时诊治的思想。

5. 重视取象比类

取象比类是中医学重要的思维与说理方法，《太医局诸科程文格》的试题答案充分展现了取象比类方法的应用。如阐发"阳之汗，以天地之雨名之"的命题谓："论身形之汗泄，既本于至阳之气，即天地之雨降，斯得其同类之名。盖两仪虽大，而雨有润泽之道；一身虽小，而汗有滋通之理。雨不自降，本天气临地而使然；汗不自流，亦阳气加阴之所致……彼之功也，可以足江湖而滋草木；此之用也，可以润毛发而充皮肤。以至病在表而汗乃解，则亦如霖雨之应时；病当汗而表不润，则有类密云而不雨；出而偏沮者，乃施泽未周之象；多而亡阳者，亦霖霪不已之形。夫如是则阳之汗，岂非类天地之雨乎？"难能可贵的是，宋代的学人对取象比类方法的局限性已有所省察，如卷一假令论方义一道中，对药类法象既有较为科学的评价，认为"物存法象，固当博究于根源，药具功能，岂在专求于色类……所以丹砂法火主心之说，实取其材性之能，因以五行而附会尔。用药之法，诚不必泥，可也。"进而指出："玄牝赋形，形色法象者，固不可以不究，达士论药，药物气味者，尤不可以不明。审其性用，而但取夫材之良，纪其功效，而勿拘于物之合。然后权通而意使，致用而协宜，斯为医道之渊微，达药理之要妙也。"

《太医局诸科程文格》作为我国最早的医学教育考试题集，附有详尽的标准答案，不仅是研究医学史、医学教育史的重要史料，而且对于当代中医教育及考试具有重要的借鉴作用。当然，由于历史的原因，《太医局诸科程文格》第七卷也记载了一些禁咒等迷信色彩浓厚的内容，其对一些医学问题的认识也带有术数的色彩，如解答"唇至齿长九分"的问题谓："金之生数而为四，土之生数而为五，举金土之相资，推四五之相合，所以自唇至齿长九分者，诚有谓焉。"诸如此类，有必要加以批判。

总 书 目

I

本　草

方　书

医便

卫生编

袖珍方

仁术便览

古方汇精

圣济总录

众妙仙方

李氏医鉴

医方丛话

医方约说

医方便览

乾坤生意

悬袖便方

救急易方

程氏释方

集古良方

摄生总论

摄生秘剖

辨症良方

活人心法（朱权）

卫生家宝方

见心斋药录

寿世简便集

医方大成论

医方考绳愆

鸡峰普济方

饲鹤亭集方

临症经验方

思济堂方书

济世碎金方

揣摩有得集

亟斋急应奇方

乾坤生意秘韫

简易普济良方

内外验方秘传

名方类证医书大全

新编南北经验医方大成

临证综合

医级

医悟

丹台玉案

玉机辨症

古今医诗

本草权度

弄丸心法

医林绳墨

医学碎金

医学粹精

医宗备要

医宗宝镜

医宗撮精

医经小学

医垒元戎

证治要义

松厓医径

扁鹊心书

素仙简要

秘珍济阴

黄氏女科

女科万金方

彤园妇人科

女科百效全书

叶氏女科证治

妇科秘兰全书

宋氏女科撮要

茅氏女科秘方

节斋公胎产医案

秘传内府经验女科

儿　科

婴儿论

幼科折衷

幼科指归

全幼心鉴

保婴全方

保婴撮要

活幼口议

活幼心书

小儿病源方论

幼科医学指南

痘疹活幼心法

新刻幼科百效全书

补要袖珍小儿方论

儿科推拿摘要辨症指南

外　科

大河外科

外科真诠

枕藏外科

外科明隐集

外科集验方

外证医案汇编

外科百效全书

外科活人定本

外科秘授著要

疮疡经验全书

外科心法真验指掌

片石居疡科治法辑要

伤　科

正骨范

接骨全书

跌打大全

全身骨图考正

伤科方书六种

眼　科

目经大成

目科捷径

眼科启明

眼科要旨

眼科阐微

眼科集成

眼科纂要

银海指南

明目神验方

银海精微补